GUIDE DU CANCER DU PANCRÉAS

Un guide complet pour les patients nouvellement diagnostiqués et leurs aidants

Dr. Mira Langford

Droits d'auteur © 2024 Dr. Mira Langford
Tous droits réservés. Aucune partie de ce livre ne peut être reproduite, numérisée ou distribuée sous quelque forme imprimée ou électronique sans autorisation. Veuillez ne pas participer ni encourager le piratage de documents protégés par le droit d'auteur en violation des droits d'auteur. Achetez uniquement les éditions autorisées.

Clause de non-responsabilité
Les informations fournies ici sont basées sur des recherches approfondies mais ne sont pas destinées à remplacer un diagnostic, un traitement ou des soins professionnels. Consultez votre médecin ou professionnel de la santé qualifié pour tout problème médical. Attention, cette ressource n'est pas un remède mais est destinée uniquement à des fins de gestion. Les réponses individuelles au traitement peuvent varier et des conseils médicaux personnalisés sont essentiels pour un diagnostic, un traitement et une gestion appropriés des problèmes de santé.

Table des matières

Introduction..5
    Pourquoi ce livre ?.. 5
    Un message d'espoir et des conseils pour les personnes nouvellement diagnostiquées................... 6
    Comment utiliser ce livre...7
Chapitre 1 : Qu'est-ce que le cancer du pancréas ?..10
    Comprendre le pancréas et son rôle dans le corps... 10
    Types de cancer du pancréas....................................... 11
    Causes et facteurs de risque....................................... 13
Chapitre 2 : Reconnaître les symptômes et demander de l'aide... 17
    Signes d'alerte précoces.. 17
    Symptômes du cancer du pancréas avancé............... 19
    L'importance d'un diagnostic rapide........................ 22
Chapitre 3 : Le diagnostic et la stadification expliqués 24
    Tests de diagnostic et ce qu'ils révèlent.................... 24
    Comprendre les étapes et comment elles guident le traitement... 28
    Tests génétiques : son rôle dans les choix de traitement... 30
Chapitre 4 : Options chirurgicales............................34
    Quand la chirurgie est possible................................ 34

Types de procédures chirurgicales............................35
Récupération : à quoi s'attendre............................37
Chapitre 5 : Traitements non chirurgicaux...............41
Chimiothérapie... 41
Radiothérapie..45
Traitements combinés..48
Chapitre 6 : Traitements émergents et progrès des soins..50
Immunothérapie et thérapie ciblée...........................50
Essais cliniques : ce que vous devez savoir.............55
Avancées en médecine personnalisée....................... 57
Chapitre 7 : Nutrition et santé digestive....................61
Défis nutritionnels liés au cancer du pancréas.........61
Aliments qui aident : un guide pratique...................64
Enzymes pancréatiques : pourquoi elles sont importantes et comment les utiliser......................... 65
Exemples de plans de repas et de recettes............... 67
Chapitre 8 : Exercice et activité physique.................. 73
Le rôle de l'exercice dans les soins du cancer du pancréas... 73
Avantages de l'activité physique..............................73
Types d'activité physique...74
Concevoir un plan d'exercice personnalisé..............75
Exemple de plan d'exercice hebdomadaire pour les personnes atteintes d'un cancer du pancréas............76
Conseils de sécurité pour faire de l'exercice pendant le traitement... 76

Chapitre 9 : Faire face à l'impact émotionnel et psychologique 78
    Comprendre le bilan émotionnel............................ 78
    Anxiété, dépression et peur....................................79
    Renforcer la résilience et la positivité.................... 80
    Trouver du soutien : famille, amis et groupes de soutien..81

Chapitre 10 : Soins palliatifs et gestion des symptômes.. 84
    Le rôle des soins palliatifs à tout moment.............. 84
    Techniques de gestion de la douleur........................85
    Faire face à la fatigue, aux nausées et aux problèmes digestifs..87
    Améliorer la qualité de vie................................. 88

Chapitre 11 : Construire votre équipe de soins de santé... 92
    Rôles des oncologues, des chirurgiens et des spécialistes... 92
    Questions à poser à votre médecin......................... 94
    Défendre vos besoins...96

Chapitre 12 : Considérations pratiques....................99
    Comprendre l'assurance et l'aide financière............99
    Ajustements au travail, à la famille et au mode de vie 101
    Planification préalable des soins et considérations juridiques... 103

Chapitre 13 : Rester informé et proactif.................105
    Surveiller votre santé après le traitement.............105

Suivi des symptômes et signalement des modifications............ 107
Rester à jour sur les nouvelles recherches............. 108
Chapitre 14 : Histoires vraies, vraie force............... 112
Récits de survivants du cancer du pancréas........... 112
Leçons apprises des soignants............... 115
Chapitre 15 : Plaidoyer et sensibilisation............... 119
Rejoindre la lutte contre le cancer du pancréas..... 119
Soutenir la recherche et la collecte de fonds......... 121
Le pouvoir de l'action collective............ 123
Conclusion................ 125
Annexes................127
Glossaire des termes............... 127
Foire aux questions (FAQ)............133
Répertoire des ressources............... 134
Organisations de soutien............... 135
Communautés en ligne............... 136

Introduction

Le cancer du pancréas est une maladie complexe et difficile qui nécessite une compréhension claire de sa nature, de ses options de traitement et de ses stratégies de prise en charge. Ce guide constitue une ressource complète, offrant des informations détaillées pour aider les lecteurs à naviguer dans les nombreux aspects du cancer du pancréas.

Des bases du diagnostic et de la stadification aux dernières avancées en matière de traitement, ce livre fournit des informations fondées sur des preuves à toute personne cherchant à approfondir sa compréhension de la maladie. Il aborde également des domaines critiques tels que la nutrition, la gestion des symptômes et le bien-être émotionnel, garantissant une approche holistique des soins.

Qu'il soit utilisé comme référence ou lu d'un bout à l'autre, ce guide est conçu pour éduquer, informer et responsabiliser les individus alors qu'ils explorent la voie à suivre.

Pourquoi ce livre ?

Un diagnostic de cancer du pancréas change la vie et est souvent bouleversant. Pour beaucoup, cela entraîne un tourbillon d'émotions : peur, confusion et incertitude quant à ce qui les attend. Ce livre a été créé pour apporter clarté, conseils et soutien aux patients nouvellement diagnostiqués et à leurs familles.

Le cancer du pancréas peut être difficile à comprendre et à traiter, mais la connaissance est un outil puissant. Plus vous en saurez sur votre état de santé, les options de traitement et les ressources de soutien, mieux vous serez équipé pour prendre des décisions éclairées. Ce guide est conçu pour servir de compagnon de confiance, offrant à la fois des informations médicales et des stratégies pratiques pour vous aider à parcourir ce voyage en toute confiance.

Un message d'espoir et des conseils pour les personnes nouvellement diagnostiquées

Même si un diagnostic de cancer du pancréas peut sembler intimidant, il est important de savoir que des progrès sont réalisés chaque jour dans la compréhension et le traitement de cette maladie. Les progrès de la chirurgie, de la chimiothérapie et de la médecine personnalisée ouvrent de nouvelles voies de traitement et améliorent les résultats pour de nombreux patients.

Ce livre se veut plus qu'une simple source d'information : c'est une lueur d'espoir. Vous n'êtes pas seul dans ce combat. En prenant des mesures proactives, en recherchant les soins appropriés et en vous appuyant sur le soutien de vos proches et des professionnels de la santé, vous pouvez relever ce défi avec force et détermination.

Comprendre votre diagnostic: Un premier pas vers l'autonomisation

Entendre les mots « vous avez un cancer du pancréas » est l'un des moments les plus difficiles de la vie. Il est naturel de se sentir incertain, voire impuissant, face à de telles nouvelles. Cependant, comprendre votre diagnostic est la première étape pour reprendre le contrôle.

Ce guide vous aidera à comprendre :

- *Qu'est-ce que le cancer du pancréas*: Comprendre la biologie et le comportement de la maladie.
- *À quelle étape vous en êtes :* Savoir si le cancer est localisé, s'est propagé à l'échelle régionale ou s'il a métastasé.
- *Vos options de traitement :* En savoir plus sur la chirurgie, la chimiothérapie, la radiothérapie et les nouvelles thérapies.
- *À quoi s'attendre à l'avenir :* Se préparer au voyage à venir, des premières consultations au traitement et au-delà.

L'autonomisation vient de la connaissance, et en comprenant votre état de santé, vous pouvez participer activement à votre plan de soins et plaider pour les meilleurs résultats possibles.

Comment utiliser ce livre

Ce livre est structuré pour servir de guide pratique et complet, chaque chapitre abordant un aspect critique des soins du cancer du pancréas. Voici comment en tirer le meilleur parti :

- *Commencez par les bases :* Si vous recevez un nouveau diagnostic, commencez par les premiers chapitres pour comprendre ce qu'est le cancer du pancréas, comment il est diagnostiqué et ce que la stadification signifie pour vous.
- *Explorez les options de traitement :* Lisez les sections sur les traitements chirurgicaux et non chirurgicaux pour savoir quelles approches peuvent s'offrir à vous.
- *Focus sur les soins holistiques :* Les chapitres sur la nutrition, le bien-être émotionnel et les soins palliatifs fournissent des conseils pratiques pour améliorer votre qualité de vie.
- *Utilisez-le comme référence :* Si des questions spécifiques surviennent au cours de votre voyage, revisitez les sections pertinentes pour obtenir des conseils.
- *Tirez parti des annexes :* Explorez le glossaire, les FAQ et la liste de ressources pour obtenir une assistance supplémentaire.

Ce livre est conçu pour vous guider à chaque étape, que vous cherchiez des réponses à des questions urgentes, que vous prépariez un rendez-vous médical ou que vous recherchiez des moyens d'améliorer votre bien-être. Gardez-le à portée de main comme source d'informations fiables et d'encouragement.

Partie 1 : Les bases du cancer du pancréas

Chapitre 1 : Qu'est-ce que le cancer du pancréas ?

Comprendre le pancréas et son rôle dans le corps

Le pancréas est un organe vital situé derrière l'estomac, jouant un rôle crucial à la fois dans la digestion et dans la régulation de la glycémie. Il intervient dans deux fonctions principales :

- *Fonction exocrine :* La majorité du pancréas est constituée de cellules exocrines qui produisent des enzymes digestives. Ces enzymes sont libérées dans l'intestin grêle, où elles aident à décomposer les aliments, permettant ainsi à l'organisme d'absorber les nutriments.

- *Fonction endocrinienne :* Le pancréas contient également des amas de cellules appelées îlots de Langerhans, qui produisent des hormones comme l'insuline et le glucagon. Ces hormones sont essentielles à la régulation de la glycémie et au maintien de l'équilibre énergétique de l'organisme.

Le cancer du pancréas survient lorsque les cellules du pancréas commencent à se développer de manière incontrôlée, formant une tumeur qui perturbe ces fonctions essentielles. Comprendre le rôle du pancréas aide à reconnaître les façons complexes dont le cancer du pancréas peut affecter la santé globale.

Types de cancer du pancréas

Le cancer du pancréas est principalement classé en fonction du type de cellules dont il provient. Il en existe deux types principaux :

Cancer du pancréas exocrine (adénocarcinome) :
La forme la plus courante de cancer du pancréas, représentant environ 90 % des cas, est l'adénocarcinome canalaire pancréatique (PDAC). Ce cancer provient des cellules exocrines qui tapissent les canaux du pancréas, qui transportent les enzymes digestives. Il est souvent diagnostiqué à un stade avancé car il se développe silencieusement et présente peu de symptômes à ses débuts.

Cancer endocrinien du pancréas (tumeurs neuroendocrines pancréatiques) :
Ces tumeurs proviennent des cellules endocrines, qui produisent des hormones. Bien que beaucoup moins courantes, les tumeurs neuroendocrines pancréatiques (PNET) ont tendance à se développer plus lentement que les adénocarcinomes et peuvent parfois être fonctionnelles, ce qui signifie qu'elles peuvent produire un excès d'hormones entraînant des symptômes liés à des déséquilibres hormonaux

(par exemple, insuline, glucagon). Les PNET sont souvent plus traitables et peuvent avoir un meilleur pronostic que les tumeurs exocrines, en fonction de leur taille et de leur propagation.

Tumeurs exocrines vs tumeurs endocrines

La distinction entre les cancers du pancréas exocrine et endocrinien est cruciale pour comprendre la pathologie de la maladie et les approches thérapeutiques.

- *Tumeurs exocrines (adénocarcinome canalaire pancréatique) :* Ces tumeurs proviennent des canaux du pancréas et sont le plus souvent diagnostiquées à des stades ultérieurs en raison de la localisation profonde du pancréas dans l'abdomen. En conséquence, la maladie a tendance à être plus agressive et a moins de chances d'être guérie par la chirurgie une fois qu'elle s'est propagée.

- *Tumeurs endocriniennes (tumeurs neuroendocrines pancréatiques) :* Ces tumeurs sont plus rares et se forment à partir des cellules productrices d'hormones du pancréas. Selon que les tumeurs sont fonctionnelles (productrices d'hormones) ou non fonctionnelles, l'évolution clinique peut varier. Les tumeurs non fonctionnelles sont généralement diagnostiquées à un stade ultérieur, mais les tumeurs fonctionnelles se présentent souvent plus tôt en raison des symptômes provoqués par des déséquilibres hormonaux. Le traitement de ces tumeurs peut être plus diversifié, allant de la chirurgie aux thérapies ciblées.

Causes et facteurs de risque

La cause exacte du cancer du pancréas reste largement inconnue, mais plusieurs facteurs augmentent le risque de développer la maladie. Ces facteurs sont classés en prédisposition génétique et en déclencheurs liés au mode de vie/environnement.

Prédisposition génétique

1. Mutations génétiques héréditaires :

Certaines mutations génétiques augmentent le risque de cancer du pancréas. Ceux-ci peuvent être hérités au sein des familles, en particulier lorsque plusieurs membres de la famille reçoivent un diagnostic de cancer du pancréas ou d'autres cancers connexes (par exemple, cancer du sein, des ovaires ou colorectal). Certains des syndromes génétiques les plus courants associés au cancer du pancréas comprennent :

- **Pancréatite héréditaire :** L'inflammation chronique du pancréas augmente le risque de cancer du pancréas.
- **Mutations BRCA1 et BRCA2 :** Ces mutations, souvent associées aux cancers du sein et des ovaires, peuvent également augmenter le risque de cancer du pancréas.

- **Syndrome de Lynch**: Également connue sous le nom de cancer colorectal héréditaire sans polypose (HNPCC), cette maladie génétique augmente le risque de plusieurs cancers, dont le cancer du pancréas.
- **Syndrome de mélanome familial atypique à grains de beauté multiples (FAMMM)** : Implique des mutations qui augmentent le risque de mélanome et de cancer du pancréas.

2. Altérations génétiques de la tumeur :
Même en l'absence de mutations héréditaires, les cancers du pancréas présentent souvent des mutations dans des gènes spécifiques, tels que KRAS, TP53 et SMAD4, qui peuvent piloter la progression de la maladie. Les progrès de la recherche génétique aident à mieux comprendre comment ces mutations contribuent au développement du cancer et fournissent des cibles potentielles pour le traitement.

Mode de vie et déclencheurs environnementaux

Plusieurs facteurs liés au mode de vie et à l'environnement ont été identifiés comme augmentant le risque de cancer du pancréas :

Consommation de tabac :
- Le tabagisme est l'un des facteurs de risque les plus importants du cancer du pancréas, responsable d'environ 20 à 30 % des cas. Les produits chimiques nocifs contenus dans la fumée du tabac peuvent endommager les cellules pancréatiques, entraînant le développement de cancers.

Régime alimentaire et obésité :
- Une alimentation riche en viandes rouges et transformées, ainsi qu'une faible consommation de fruits et légumes, ont été associées à un risque accru de cancer du pancréas. L'obésité, en particulier l'obésité abdominale, est un autre facteur de risque important, car un excès de graisse corporelle peut entraîner une augmentation des taux d'insuline, ce qui peut favoriser la croissance tumorale.

Pancréatite chronique :
- Une inflammation à long terme du pancréas (pancréatite chronique) augmente considérablement le risque de cancer du pancréas. La pancréatite chronique peut résulter de conditions génétiques, d'une forte consommation d'alcool ou d'autres facteurs.

Diabète:
- Les personnes atteintes de diabète, en particulier celles diagnostiquées plus tard dans la vie, courent un risque plus élevé de développer un cancer du pancréas. La relation entre le diabète et le cancer du pancréas est complexe ; dans certains cas, le cancer du pancréas peut conduire au développement d'un diabète en raison de l'effet de la tumeur sur la production d'insuline.

Consommation d'alcool :
- Une consommation excessive et prolongée d'alcool

est liée à un risque accru de cancer du pancréas, en particulier chez les personnes ayant des antécédents de pancréatite chronique.

Exposition à certains produits chimiques :
- L'exposition professionnelle à certains produits chimiques, tels que ceux utilisés dans les industries pétrolière, chimique et du cuir, peut augmenter le risque de cancer du pancréas. L'exposition à long terme à des substances cancérigènes, en particulier en milieu industriel, est un facteur de risque environnemental établi.

Le cancer du pancréas est une maladie multifactorielle dont les facteurs de risque génétiques et environnementaux contribuent à son développement. Comprendre le rôle du pancréas dans l'organisme, distinguer les différents types de cancer du pancréas et identifier les facteurs de risque sont essentiels pour une détection et une intervention précoces. Bien que certains facteurs de risque ne soient pas modifiables, comme les prédispositions génétiques, des changements dans le mode de vie, comme l'arrêt du tabac, une alimentation saine et le maintien d'un poids santé, peuvent contribuer à réduire le risque de développer un cancer du pancréas. Les progrès de la recherche continuent d'améliorer notre compréhension de la maladie et offrent l'espoir de meilleurs traitements et résultats.

Chapitre 2 : Reconnaître les symptômes et demander de l'aide

Signes d'alerte précoces

Le cancer du pancréas est notoirement difficile à détecter à ses débuts, car il ne provoque souvent de symptômes visibles qu'à un stade avancé. Cependant, certains signes avant-coureurs peuvent indiquer la présence de la maladie. Il est important de noter que ces symptômes peuvent également être provoqués par d'autres pathologies moins graves. Néanmoins, si ces signes persistent ou s'aggravent, il est crucial de consulter un médecin.

Perte de poids inexpliquée :
- Une perte de poids soudaine et inexpliquée est l'un des premiers signes les plus courants du cancer du pancréas. Cela peut être dû à une combinaison de facteurs, notamment l'incapacité de l'organisme à absorber efficacement les nutriments et les modifications du métabolisme provoquées par le cancer.

Perte d'appétit :
- Une diminution de l'appétit ou une sensation de satiété rapide après avoir mangé, même de petites

quantités de nourriture, est souvent associée au cancer du pancréas. Ce symptôme peut survenir en raison de modifications dans la capacité du pancréas à produire des enzymes digestives, entraînant une mauvaise digestion et une satiété précoce.

Problèmes digestifs :
- Des difficultés à digérer les aliments, en particulier les aliments gras, peuvent survenir au début du cancer du pancréas. Cela est souvent dû à la capacité réduite du pancréas à sécréter des enzymes digestives, nécessaires à la décomposition des graisses et d'autres nutriments. Cela peut entraîner des ballonnements, des gaz et une indigestion.

Jaunisse (jaunissement de la peau et des yeux) :
- La jaunisse survient lorsque la tumeur obstrue les voies biliaires, entraînant une accumulation de bilirubine dans le sang. Cela entraîne un jaunissement de la peau et du blanc des yeux. La jaunisse s'accompagne souvent d'urines foncées et de selles de couleur pâle et peut être l'un des premiers signes incitant les individus à consulter un médecin.

Douleur dans le haut de l'abdomen ou dans le dos :
- Une douleur dans le haut de l'abdomen, qui peut irradier vers le dos, peut être un symptôme précoce du cancer du pancréas. Cette douleur peut être sourde ou constante et, dans certains cas, elle peut être soulagée en se penchant en avant ou en s'asseyant. La douleur

peut s'aggraver après avoir mangé ou après s'être allongé.

Apparition d'un diabète ou aggravation d'un diabète existant :
- Le cancer du pancréas peut affecter la production d'insuline, entraînant l'apparition d'un diabète ou l'aggravation d'un diabète existant. Une glycémie élevée, difficile à contrôler malgré le traitement, peut être un indicateur d'une maladie pancréatique sous-jacente.

Selles grasses (stéatorrhée) :
- Des selles grasses, pâles, nauséabondes et difficiles à éliminer, peuvent survenir si le pancréas ne produit pas suffisamment d'enzymes digestives. Ces selles peuvent flotter et laisser un résidu huileux dans la cuvette des toilettes, ce qui peut être un signe précoce d'insuffisance pancréatique liée au cancer.

Symptômes du cancer du pancréas avancé

À mesure que le cancer du pancréas progresse, il devient plus symptomatique et peut entraîner des complications supplémentaires. Ces symptômes sont souvent plus prononcés et affectent divers aspects du fonctionnement de l'organisme. À un stade avancé, le cancer peut s'être propagé à d'autres organes, tels que le foie, les poumons ou le péritoine, et d'autres signes peuvent inclure :

Aggravation des douleurs abdominales ou dorsales :
- À des stades plus avancés, la douleur associée au cancer du pancréas peut devenir plus intense et persistante. Elle peut également se propager au dos ou à d'autres zones du corps à mesure que la tumeur se développe ou se propage aux structures voisines.

Perte de poids sévère et malnutrition :
- À mesure que le cancer progresse, les patients peuvent subir une perte de poids et une atrophie musculaire encore plus importantes. Cela est dû à l'impact du cancer sur le système digestif, ainsi qu'à la demande métabolique accrue de l'organisme en présence de la tumeur.

Ascite (accumulation de liquide abdominal) :
- À mesure que le cancer se propage au péritoine ou au foie, du liquide peut commencer à s'accumuler dans l'abdomen, provoquant un gonflement, un inconfort et des difficultés respiratoires. C'est ce qu'on appelle l'ascite et c'est le signe d'une maladie avancée.

Jaunisse obstructive :
- Aux stades ultérieurs du cancer du pancréas, la jaunisse peut devenir plus prononcée en raison de l'obstruction des voies biliaires par la tumeur. La peau et les yeux peuvent devenir visiblement jaunes et des complications supplémentaires, telles que des démangeaisons et un dysfonctionnement hépatique, peuvent survenir.

Obstruction intestinale :
- Une tumeur qui se développe dans ou à proximité des intestins peut provoquer une occlusion intestinale partielle ou complète. Les symptômes peuvent inclure des nausées sévères, des vomissements, une incapacité à évacuer les gaz ou les selles et des ballonnements. Cela peut constituer une complication grave nécessitant une intervention médicale immédiate.

Fatigue et mal-être général :
- À mesure que le cancer du pancréas progresse, les individus ressentent souvent une fatigue profonde et un sentiment général de mal-être. Cela est dû à la lutte continue du corps contre le cancer, notamment aux effets des changements métaboliques, aux carences en nutriments et au stress exercé sur divers systèmes organiques.

Dysfonctionnement hépatique :
- Si le cancer se propage au foie, il peut provoquer un dysfonctionnement hépatique, entraînant une élévation des enzymes hépatiques, une jaunisse et des modifications des facteurs de coagulation. Ceux-ci peuvent entraîner des problèmes de saignement ou d'autres complications graves nécessitant des soins médicaux urgents.

Confusion mentale ou désorientation :
- À mesure que la maladie progresse, certaines personnes peuvent ressentir de la confusion ou des

changements dans leur état mental en raison d'un dysfonctionnement hépatique, de déséquilibres électrolytiques ou de la propagation du cancer au cerveau ou à d'autres parties du système nerveux.

L'importance d'un diagnostic rapide

Un diagnostic rapide est crucial dans la gestion du cancer du pancréas, car il s'agit de l'un des cancers les plus mortels avec un pronostic généralement sombre. La détection précoce peut améliorer considérablement les résultats du traitement, ouvrant la voie à une intervention chirurgicale, à une chimiothérapie plus efficace et, potentiellement, à une meilleure survie à long terme. Malheureusement, comme les symptômes n'apparaissent souvent qu'à un stade avancé de la maladie, de nombreux cas ne sont diagnostiqués que lorsque le cancer s'est propagé au-delà du pancréas.

La clé pour améliorer les résultats réside dans la reconnaissance des signes avant-coureurs et dans la consultation rapide d'un médecin. Même si le cancer du pancréas à un stade précoce peut être asymptomatique ou présenter des symptômes vagues, les personnes qui souffrent de problèmes digestifs persistants, d'une perte de poids inexpliquée, d'un ictère ou d'un diabète d'apparition récente devraient consulter un professionnel de la santé. Dans certains cas, des tests d'imagerie ou des dépistages de routine pour les populations à haut risque (telles que les personnes ayant des antécédents familiaux de cancer du pancréas) peuvent conduire à une détection plus précoce.

Les méthodes de diagnostic, notamment les analyses de sang (telles que CA 19-9), les techniques d'imagerie (tomodensitométrie, IRM) et les biopsies, jouent un rôle essentiel dans la confirmation de la présence d'un cancer du pancréas et dans la détermination de son stade. Plus le cancer est détecté tôt, plus il existe d'options de traitement, qui peuvent inclure la chirurgie, la chimiothérapie et la radiothérapie, visant à contrôler ou à éliminer la tumeur.

En fin de compte, un diagnostic précoce augmente les chances d'obtenir de meilleurs résultats et offre aux patients la possibilité d'explorer un plus large éventail d'options de traitement, susceptibles d'améliorer leur qualité de vie et de prolonger leur survie. Reconnaître les symptômes dès le début et demander l'aide d'un professionnel de la santé peut faire une différence significative dans la trajectoire de la maladie.

Chapitre 3 : Le diagnostic et la stadification expliqués

Tests de diagnostic et ce qu'ils révèlent

Le diagnostic du cancer du pancréas implique une combinaison d'évaluation clinique, de tests de laboratoire et de techniques d'imagerie. Ces tests permettent de confirmer la présence d'un cancer, de déterminer sa localisation et d'évaluer son étendue. Un diagnostic précoce et précis est crucial pour élaborer un plan de traitement efficace.

1. Prises de sang :

Les analyses de sang jouent un rôle important dans le diagnostic du cancer du pancréas, même si elles ne peuvent à elles seules confirmer la maladie. Ils aident à identifier les biomarqueurs potentiels qui indiquent la présence d'un cancer, à surveiller le fonctionnement des organes et à exclure d'autres conditions.

CA 19-9 :
- L'un des tests sanguins les plus couramment utilisés pour le cancer du pancréas est la mesure du CA 19-9, un marqueur tumoral souvent élevé chez les patients atteints d'un cancer du pancréas. Cependant, les niveaux de CA 19-9 peuvent également être élevés

dans d'autres conditions, telles que des troubles pancréatiques bénins ou une maladie du foie, de sorte qu'ils ne constituent pas un diagnostic en soi. Un niveau normal de CA 19-9 n'exclut pas le cancer, et des niveaux élevés n'indiquent pas nécessairement un cancer du pancréas.

Tests de la fonction hépatique :
- Étant donné que le cancer du pancréas peut se propager au foie, les tests de la fonction hépatique peuvent révéler des anomalies au niveau des enzymes telles que l'ALT, l'AST et la phosphatase alcaline. Ces tests peuvent aider à évaluer si le foie a été affecté par la tumeur ou par sa propagation.

Glycémie et autres tests métaboliques :
- Le cancer du pancréas peut avoir un impact sur la production d'insuline, entraînant une glycémie anormale. Des taux de glucose élevés peuvent suggérer un problème de fonction pancréatique, notamment la possibilité d'une tumeur.

2. Tests d'imagerie :
L'imagerie joue un rôle crucial dans l'identification de la tumeur, sa taille, son emplacement et si elle s'est propagée à d'autres parties du corps. Les techniques d'imagerie les plus couramment utilisées pour le cancer du pancréas comprennent :

Tomodensitométrie (TDM) :
- Les tomodensitogrammes sont souvent le premier test d'imagerie effectué pour évaluer le cancer du pancréas. Un scanner fournit des images détaillées de l'abdomen et permet aux médecins de visualiser la tumeur, d'évaluer si elle a envahi les organes voisins et de rechercher tout signe de métastase dans des organes distants comme le foie ou les poumons.

Imagerie par résonance magnétique (IRM) :
- Une IRM utilise des champs magnétiques pour produire des images haute résolution du pancréas et des tissus environnants. Il est particulièrement utile pour identifier les petites tumeurs et pour évaluer l'étendue de la propagation du cancer, notamment vers les voies biliaires ou le foie.

Échographie endoscopique (EUS) :
- L'EUS consiste à faire passer un tube fin et flexible avec un appareil à ultrasons dans l'estomac pour obtenir des images détaillées du pancréas. Ce test permet d'examiner la tumeur de plus près et peut également aider à guider une biopsie si nécessaire. L'EUS est particulièrement utile pour détecter les petites tumeurs qui peuvent ne pas être visibles sur d'autres modalités d'imagerie.

Tomographie par émission de positons (TEP) :
- Les TEP sont parfois utilisées pour évaluer si le cancer du pancréas s'est propagé à d'autres parties du corps. Un PET-scan détecte les zones de forte activité

métabolique, caractéristiques des cellules cancéreuses. Il est souvent utilisé en association avec la tomodensitométrie ou l'IRM pour fournir une vision plus complète de la maladie.

3. Biopsie :

Une biopsie est le test définitif pour confirmer le diagnostic de cancer du pancréas. Il s'agit du prélèvement d'un petit échantillon de tissu de la tumeur pour examen au microscope. La biopsie peut être réalisée en utilisant plusieurs méthodes, notamment :

Biopsie endoscopique guidée par échographie :
- Il s'agit d'une technique courante dans laquelle une sonde à ultrasons est insérée dans l'estomac pour obtenir un échantillon de tissu du pancréas.

Biopsie guidée par tomodensitométrie :
- Si la tumeur est accessible, une aiguille peut être insérée dans la tumeur à travers la peau pour collecter des tissus à biopsier, guidée par un scanner.

Laparoscopie :
- Dans certains cas, une procédure chirurgicale mini-invasive appelée laparoscopie peut être utilisée pour prélever des échantillons de tissus. Cela implique l'insertion d'une petite caméra et d'outils chirurgicaux à travers de petites incisions dans l'abdomen pour visualiser et biopsier directement la tumeur.

Bien qu'une biopsie soit la méthode la plus précise pour diagnostiquer le cancer du pancréas, elle n'est pas toujours réalisable, en particulier si la tumeur se trouve dans un endroit difficile. Dans de tels cas, une combinaison d'imagerie et d'analyses sanguines peut être utilisée pour établir le diagnostic.

Comprendre les étapes et comment elles guident le traitement

Le stade du cancer du pancréas fait référence à la distance dans laquelle le cancer s'est propagé depuis son emplacement d'origine. La stadification est cruciale pour déterminer l'approche thérapeutique la plus appropriée, car elle aide à orienter les décisions concernant la chirurgie, la chimiothérapie, la radiothérapie et d'autres thérapies.

Le cancer du pancréas est généralement mis en scène à l'aide du système TNM, qui évalue :

- *T (tumeur)* : La taille de la tumeur primitive et si elle a envahi les tissus voisins.
- *N (nœuds)* : Si le cancer s'est propagé aux ganglions lymphatiques voisins.
- *M (métastase)*: Si le cancer s'est propagé à des organes distants.

Les stades du cancer du pancréas vont de *stade I (localisé) à stade IV (maladie métastatique avancée)*, avec des sous-catégories entre les deux. Voici un aperçu des étapes :

Étape I :
- À ce stade, le cancer est confiné au pancréas et ne s'est pas propagé aux tissus ou aux ganglions lymphatiques voisins. Le traitement peut impliquer une intervention chirurgicale pour enlever la tumeur, éventuellement suivie d'une chimiothérapie ou d'une radiothérapie.

Étape II :
- Au stade II, le cancer peut s'être propagé aux tissus ou aux ganglions lymphatiques voisins, mais il est toujours considéré comme localisé. La chirurgie est souvent la principale option de traitement, bien que la chimiothérapie et la radiothérapie puissent être recommandées avant ou après la chirurgie pour améliorer les résultats.

Stade III :
- Le cancer du pancréas de stade III indique que la tumeur s'est propagée aux vaisseaux sanguins ou à d'autres structures voisines, ce qui rend difficile, voire impossible, l'ablation chirurgicale de la tumeur. Les options de traitement à ce stade impliquent généralement une chimiothérapie, éventuellement associée à une radiothérapie, pour réduire la tumeur et gérer les symptômes.

Stade IV :
- Le stade IV est le stade le plus avancé, indiquant que le cancer s'est propagé (métastases) à des organes distants tels que le foie, les poumons ou le péritoine.

À ce stade, le cancer du pancréas est généralement considéré comme incurable et le traitement est axé sur les soins palliatifs, la gestion des symptômes et l'amélioration de la qualité de vie. La chimiothérapie et les thérapies ciblées peuvent être utilisées pour contrôler la croissance de la tumeur et prolonger la survie.

La stadification aide les oncologues à recommander la stratégie de traitement la plus efficace et donne aux patients une compréhension plus claire du pronostic de la maladie. Cependant, chaque cas est unique et les plans de traitement sont souvent personnalisés en fonction de facteurs individuels tels que l'âge, l'état de santé général et les caractéristiques spécifiques de la tumeur.

Tests génétiques : son rôle dans les choix de traitement

Les tests génétiques jouent un rôle de plus en plus important dans le diagnostic et le traitement du cancer du pancréas. Il s'agit d'analyser la constitution génétique du cancer du patient et, dans certains cas, des tissus normaux du patient afin d'identifier les mutations ou les altérations susceptibles d'influencer les décisions de traitement.

Identification des options thérapeutiques ciblées :
- Les progrès de la médecine de précision ont conduit au développement de thérapies ciblées qui s'attaquent spécifiquement aux mutations génétiques à l'origine

de la croissance de certains cancers. Par exemple, les tumeurs présentant des mutations dans les gènes BRCA1 ou BRCA2, qui sont généralement associées aux cancers héréditaires du sein et de l'ovaire, peuvent répondre à des thérapies telles que les inhibiteurs de PARP. D'autres mutations génétiques, comme celles du gène KRAS, peuvent affecter les options de traitement et donner un aperçu de l'agressivité de la maladie.

Plans de traitement personnalisés :
- En identifiant des mutations spécifiques, les oncologues peuvent concevoir des schémas thérapeutiques adaptés au profil génétique de l'individu, améliorant potentiellement l'efficacité du traitement. Par exemple, les patients présentant des mutations spécifiques peuvent être éligibles à des essais cliniques sur de nouvelles thérapies ciblées ou immunothérapies qui ne sont pas accessibles à tous les patients.

Dépistage des syndromes génétiques :
- Pour les personnes ayant des antécédents familiaux de cancer du pancréas ou de cancers apparentés, les tests génétiques peuvent également identifier des syndromes héréditaires tels que le syndrome de Lynch, le syndrome de Peutz-Jeghers ou la pancréatite héréditaire. L'identification de ces syndromes peut aider à orienter les choix de traitement et à informer les membres de la famille sur leur propre risque de cancer.

Profilage génomique complet :
- Des tests complets de profilage génomique analysent l'ensemble de la constitution génétique de la tumeur d'un patient, fournissant une vue détaillée des mutations et altérations présentes. Ces informations peuvent aider à déterminer quelles thérapies peuvent être les plus efficaces et orienter la participation aux essais cliniques.

Les tests génétiques ne sont pas systématiquement effectués sur tous les patients atteints d'un cancer du pancréas, mais ils deviennent un outil de plus en plus important dans la gestion de la maladie. Cela permet une approche plus personnalisée du traitement, ce qui peut améliorer les résultats et aider à identifier les patients susceptibles de bénéficier de thérapies spécifiques.

Partie 2 : Options de traitement et prise en charge médicale

Chapitre 4 : Options chirurgicales

Quand la chirurgie est possible

La chirurgie est la principale option de traitement du cancer du pancréas lorsque la tumeur est localisée et peut être complètement retirée. Cependant, tous les patients ne sont pas candidats à la chirurgie et la décision de subir une intervention chirurgicale dépend de plusieurs facteurs, notamment le stade du cancer, la localisation de la tumeur, l'implication des vaisseaux sanguins environnants et l'état de santé général du patient. L'objectif principal de la chirurgie est d'enlever la tumeur et, dans certains cas, les tissus environnants afin d'obtenir le meilleur résultat possible.

En général, la chirurgie est envisagée lorsque la tumeur est confinée au pancréas ou ne s'est pas propagée à des organes distants. La décision de procéder à une intervention chirurgicale est généralement prise après une évaluation minutieuse à l'aide de techniques d'imagerie, de résultats de biopsie et d'évaluations de stadification. Si la tumeur s'est propagée au-delà du pancréas jusqu'aux structures vitales telles que les principaux vaisseaux sanguins ou d'autres organes, les options chirurgicales peuvent être limitées.

Pour les patients candidats à une intervention chirurgicale, une équipe multidisciplinaire composée d'oncologues, de chirurgiens et d'autres professionnels de la santé évaluera la meilleure approche chirurgicale en fonction de chaque cas individuel. La chirurgie peut être suivie d'une chimiothérapie ou d'une radiothérapie pour aider à éliminer les cellules cancéreuses restantes et réduire le risque de récidive.

Types de procédures chirurgicales

Il existe plusieurs types d'interventions chirurgicales pour traiter le cancer du pancréas, et le choix de la chirurgie dépend de l'emplacement de la tumeur, de son étendue et d'autres facteurs spécifiques au patient. Les interventions chirurgicales les plus courantes pour le cancer du pancréas comprennent la procédure de Whipple, la pancréatectomie distale et la pancréatectomie totale.

1. Procédure de Whipple (pancréaticoduodénectomie) :

La procédure de Whipple est l'intervention chirurgicale la plus courante pratiquée pour le cancer du pancréas situé dans la tête du pancréas, qui est la partie la plus proche du duodénum (la première section de l'intestin grêle). Cette chirurgie complexe implique l'ablation de :

- La tête du pancréas
- Le duodénum
- La vésicule biliaire
- Une partie du canal biliaire
- Les ganglions lymphatiques près du pancréas

Dans certains cas, une partie de l'estomac peut également être retirée. Une fois la tumeur retirée, les parties restantes du pancréas, des voies biliaires et des intestins sont reconnectées pour permettre une digestion normale.

La procédure de Whipple est une opération très complexe qui nécessite une expertise chirurgicale spécialisée, car elle implique le retrait et la reconnexion des structures critiques de l'abdomen. Cette chirurgie peut offrir les meilleures chances de guérison chez les patients atteints d'un cancer du pancréas à un stade précoce qui ne s'est pas propagé aux organes ou aux vaisseaux sanguins environnants.

La procédure de Whipple est associée à une période de récupération relativement longue et à des complications potentielles, mais elle reste l'option la plus efficace pour les patients atteints de tumeurs résécables.

2. Pancréatectomie distale :
La pancréatectomie distale est l'ablation chirurgicale du corps et de la queue du pancréas, généralement réalisée lorsque la tumeur est située dans ces régions. Cette chirurgie est souvent utilisée pour les tumeurs pancréatiques qui apparaissent dans la queue du pancréas ou lorsque le cancer est localisé au corps et à la queue de l'organe.

Dans certains cas, la rate est également retirée au cours de cette procédure si la tumeur est proche de la rate. Si la rate est retirée, le patient peut courir un risque plus élevé d'infections et avoir besoin de vaccins ou d'autres traitements pour aider à prévenir les infections à l'avenir.

La pancréatectomie distale est généralement envisagée pour les tumeurs confinées au corps et à la queue du pancréas et n'impliquant pas les principaux vaisseaux sanguins ou organes voisins. Elle est moins complexe que la procédure de Whipple mais nécessite néanmoins une planification minutieuse pour minimiser les complications et garantir l'élimination complète de la tumeur.

3. Pancréatectomie totale :

La pancréatectomie totale implique l'ablation de la totalité du pancréas, ainsi que de parties de l'estomac, de l'intestin grêle et des voies biliaires, en fonction de l'emplacement de la tumeur. Cette procédure peut être envisagée dans les cas où le cancer est répandu dans tout le pancréas ou lorsqu'il existe un risque élevé de récidive malgré l'ablation de la tumeur.

Après une pancréatectomie totale, les patients n'auront plus de pancréas et auront besoin d'une insulinothérapie à vie pour gérer leur glycémie. De plus, ils auront besoin d'un traitement enzymatique substitutif pour faciliter la digestion, car le pancréas produit des enzymes digestives essentielles à la décomposition des aliments. Cette chirurgie est plus radicale que la pancréatectomie de Whipple ou distale et comporte un risque de complications plus élevé, mais elle peut constituer la meilleure option pour certains patients.

Récupération : à quoi s'attendre

La récupération après une chirurgie pancréatique peut être un processus long et difficile, et elle varie en fonction du type de chirurgie pratiquée, de l'état de santé général du patient et des complications pouvant survenir au cours de la procédure. Comprendre à quoi s'attendre pendant la guérison peut aider les patients à se préparer au processus.

Séjour à l'hôpital :
Après une chirurgie pancréatique, les patients restent généralement à l'hôpital pendant plusieurs jours, voire plusieurs semaines, selon le type de chirurgie et leur état de convalescence. Pendant cette période, les patients seront étroitement surveillés pour déceler des complications, telles qu'une infection, un saignement ou des problèmes de digestion. Une gestion de la douleur, un soutien nutritionnel et une thérapie physique peuvent être fournis pour aider au rétablissement.

Gestion de la douleur :
La douleur est un élément courant du rétablissement après une chirurgie pancréatique et les patients recevront des médicaments pour la gérer. Cela peut inclure des analgésiques oraux ou des analgésiques intraveineux à l'hôpital. La gestion de la douleur sera ajustée en fonction des besoins du patient et pourra diminuer à mesure que le processus de récupération progresse.

Soutien nutritionnel :
Après une chirurgie pancréatique, surtout si une partie importante du pancréas est retirée, les patients peuvent éprouver des difficultés à digérer les aliments. Dans certains cas, les patients peuvent initialement être incapables de manger des aliments solides et peuvent avoir besoin d'être nourris par une sonde (telle qu'une sonde nasogastrique ou

une sonde de gastrostomie) jusqu'à ce qu'ils soient capables de tolérer les aliments par voie orale. Un diététiste aidera généralement les patients à planifier leurs repas afin de garantir qu'ils reçoivent une nutrition adéquate.

Les patients peuvent avoir besoin de remplacer les enzymes pancréatiques pour faciliter la digestion, en particulier après des procédures telles que la procédure de Whipple ou la pancréatectomie totale. Ces enzymes facilitent la dégradation des aliments et préviennent la malabsorption, un problème courant après une chirurgie pancréatique.

Activité physique et réadaptation :
Après la chirurgie, les patients seront encouragés à commencer des activités physiques légères dès que possible pour favoriser la circulation, prévenir la formation de caillots sanguins et améliorer la récupération globale. La physiothérapie peut être recommandée pour améliorer la mobilité et la force, en particulier après des interventions chirurgicales plus étendues comme la Whipple ou la pancréatectomie totale. Cela peut prendre plusieurs semaines, voire plusieurs mois, pour retrouver des niveaux normaux d'énergie et de force.

Complications et soins de longue durée :
Comme pour toute intervention chirurgicale majeure, il existe des risques de complications, notamment des infections, des saignements ou des problèmes de digestion. Les patients doivent être conscients des signes d'infection, tels que de la fièvre ou une rougeur autour du site chirurgical, et consulter

rapidement un médecin si des symptômes inhabituels apparaissent.

Des soins de suivi à long terme sont importants pour surveiller toute récidive du cancer du pancréas, gérer le diabète si le pancréas a été retiré et assurer une digestion et une nutrition adéquates. Des tests d'imagerie, des analyses de sang et des évaluations cliniques régulières feront partie des soins continus.

Soutien émotionnel et psychologique :
Se remettre d'une chirurgie pancréatique peut être un défi émotionnel et psychologique. Le stress du rétablissement, combiné à l'incertitude du traitement du cancer, peut nécessiter un soutien psychologique ou des conseils. Les groupes de soutien ou la thérapie peuvent aider les patients à faire face aux aspects émotionnels du rétablissement.

Le processus de récupération après une chirurgie pancréatique est individuel et les patients seront étroitement surveillés pour garantir les meilleurs résultats possibles. Avec des soins et un soutien appropriés, de nombreux patients peuvent retrouver une bonne qualité de vie après la chirurgie, même s'ils peuvent avoir besoin de s'adapter à une vie avec un système digestif modifié et, dans certains cas, avec le diabète.

Chapitre 5 : Traitements non chirurgicaux

Les traitements non chirurgicaux jouent un rôle essentiel dans la gestion du cancer du pancréas, en particulier chez les patients dont les tumeurs sont inopérables, se sont propagées à des organes distants ou lorsque la chirurgie n'est pas une option viable. Ces traitements visent à contrôler la croissance de la tumeur, à soulager les symptômes et à améliorer la survie globale. Les principaux traitements non chirurgicaux du cancer du pancréas sont la chimiothérapie, la radiothérapie et, dans certains cas, les traitements combinés.

Chimiothérapie

La chimiothérapie consiste à utiliser des médicaments pour tuer les cellules cancéreuses ou ralentir leur croissance en interférant avec leur capacité à se diviser et à se reproduire. C'est l'un des traitements les plus couramment utilisés pour le cancer du pancréas, en particulier à un stade avancé ou lorsque le cancer ne peut être retiré chirurgicalement. La chimiothérapie peut être utilisée comme traitement principal ou en association avec une intervention chirurgicale, une radiothérapie ou d'autres thérapies.

Médicaments courants utilisés pour le cancer du pancréas
Plusieurs médicaments de chimiothérapie sont utilisés pour traiter le cancer du pancréas, seuls ou en association avec

d'autres agents. Le choix du schéma de chimiothérapie dépend du diagnostic spécifique de l'individu, du stade du cancer et de son état de santé général.

Gemcitabine (Gemzar) :

- La gemcitabine est l'un des médicaments de chimiothérapie les plus couramment utilisés pour le cancer du pancréas. Il est souvent utilisé comme traitement standard du cancer du pancréas avancé et il a été démontré qu'il améliore les taux de survie, en particulier lorsqu'il est associé à d'autres médicaments ou traitements. La gemcitabine agit en interférant avec la réplication de l'ADN, empêchant ainsi les cellules cancéreuses de se diviser et de se développer.

FOLFIRINOX :

- FOLFIRINOX est un schéma thérapeutique combiné comprenant du fluorouracile (5-FU), de l'oxaliplatine, de l'irinotécan et de la leucovorine. Elle est généralement utilisée chez les patients présentant un bon indice de performance et est considérée comme plus efficace que la gemcitabine seule dans le traitement du cancer du pancréas. Cependant, il peut être associé à des effets secondaires plus graves et ne convient donc pas à tous les patients.

Capécitabine (Xeloda) :

- La capécitabine est un médicament de chimiothérapie orale qui est métabolisé en 5-FU dans l'organisme. Il peut être utilisé en association avec la gemcitabine ou d'autres médicaments de chimiothérapie pour traiter le cancer du pancréas. Il est souvent utilisé lorsqu'un patient ne peut pas tolérer les traitements intraveineux ou dans le cadre d'un régime combiné.

Nab-paclitaxel (Abraxane) :
- Le Nab-paclitaxel est une formulation de paclitaxel lié à l'albumine, ce qui améliore sa capacité à pénétrer dans les tumeurs. Lorsqu'il est associé à la gemcitabine, il a été démontré qu'il améliore les résultats pour les patients atteints d'un cancer du pancréas avancé. Il agit en interférant avec la division cellulaire et en stabilisant les microtubules, empêchant ainsi la prolifération des cellules cancéreuses.

Autres médicaments de chimiothérapie :
- D'autres agents de chimiothérapie, tels que le 5-FU, la mitomycine et le cisplatine, peuvent également être utilisés en fonction du scénario clinique spécifique, bien qu'ils soient moins couramment utilisés dans les schémas thérapeutiques standards actuels.

Gérer les effets secondaires
La chimiothérapie peut provoquer des effets secondaires en raison de son impact sur les cellules cancéreuses et saines. La gravité et le type d'effets secondaires varient en fonction des médicaments utilisés, de la dose et de l'état de santé général de l'individu. Les effets secondaires courants de la chimiothérapie pour le cancer du pancréas comprennent :

- **Fatigue**: La fatigue est l'un des effets secondaires les plus courants de la chimiothérapie. Les patients peuvent se sentir extrêmement fatigués, ce qui peut affecter leur capacité à effectuer leurs activités quotidiennes.
- **Nausées et vomissements :** De nombreux médicaments de chimiothérapie provoquent des nausées et des vomissements, bien que ceux-ci puissent généralement être contrôlés avec des médicaments anti-nausée.
- **Perte de cheveux :** Certains médicaments de chimiothérapie, comme ceux du régime FOLFIRINOX, peuvent entraîner une chute des cheveux. Cet effet secondaire est généralement temporaire.
- **Faible numération globulaire :** La chimiothérapie peut réduire les taux de globules rouges, de globules blancs et de plaquettes, entraînant une anémie, un risque accru d'infections et de saignements. Des analyses de sang régulières sont nécessaires pour surveiller ces niveaux.
- **Diarrhée ou constipation :** Des modifications des selles peuvent survenir en raison de l'effet de la chimiothérapie sur le système digestif.
- **Neuropathie :** Des médicaments comme le nab-paclitaxel et l'oxaliplatine peuvent provoquer des lésions nerveuses, entraînant des symptômes tels qu'un engourdissement, des picotements et une faiblesse, en particulier au niveau des mains et des pieds.

Des médicaments de soutien, des ajustements du mode de vie et une surveillance étroite par l'équipe d'oncologie peuvent aider à gérer ces effets secondaires. Dans certains cas, des ajustements de dose ou des modifications du plan de traitement peuvent être nécessaires.

Radiothérapie

La radiothérapie utilise des rayons à haute énergie, comme les rayons X ou les protons, pour tuer ou endommager les cellules cancéreuses. Il est souvent utilisé comme traitement complémentaire en complément de la chimiothérapie, notamment pour les patients atteints de tumeurs pancréatiques localisées. La radiothérapie peut être utilisée pour réduire les tumeurs avant une intervention chirurgicale, éliminer les cellules cancéreuses restantes après une intervention chirurgicale ou traiter les zones où le cancer s'est propagé, telles que les ganglions lymphatiques ou les tissus voisins.

Comment ça marche et quand il est utilisé
La radiothérapie agit en endommageant l'ADN des cellules cancéreuses, ce qui les empêche de croître et de se diviser. Bien que les radiations soient efficaces pour cibler les cellules cancéreuses, elles peuvent également endommager les tissus sains voisins. C'est pourquoi leur utilisation est soigneusement planifiée et surveillée.

Radiothérapie préopératoire :
- La radiothérapie peut être utilisée avant la chirurgie pour réduire la tumeur, la rendant ainsi plus facile à

retirer. Ceci est souvent effectué en association avec une chimiothérapie (chimioradiation) pour augmenter l'efficacité.

Radiothérapie postopératoire :
- Après la chirurgie, la radiothérapie peut être utilisée pour éliminer les cellules cancéreuses restantes et réduire le risque de récidive. Cela fait généralement partie d'un plan de traitement complet qui comprend également la chimiothérapie.

Rayonnement palliatif :
- Pour les patients atteints d'un cancer du pancréas avancé qui ne sont pas candidats à une intervention chirurgicale, la radiothérapie peut être utilisée pour soulager les symptômes tels que la douleur ou les blocages des voies biliaires ou des intestins. Il peut aider à soulager l'obstruction, à améliorer la jaunisse et à réduire la taille de la tumeur pour soulager les symptômes.

Rayonnement du faisceau externe :
- La forme la plus courante de radiothérapie pour le cancer du pancréas est le rayonnement externe, où une machine dirige des faisceaux de rayonnement focalisés vers la tumeur depuis l'extérieur du corps. Le traitement est généralement administré en séances quotidiennes sur plusieurs semaines.

Radiothérapie corporelle stéréotaxique (SBRT) :
- Le SBRT est une forme de rayonnement plus avancée qui délivre une dose de rayonnement plus élevée en moins de séances de traitement, souvent en cinq ou moins. Il est particulièrement utile pour les patients présentant de petites tumeurs localisées qui ne peuvent être retirées chirurgicalement.

Effets secondaires de la radiothérapie
La radiothérapie est généralement bien tolérée, mais des effets secondaires peuvent survenir, en particulier en cas de traitement prolongé. Les effets secondaires courants comprennent :

- **Fatigue:** De nombreux patients ressentent de la fatigue ou de la fatigue pendant la radiothérapie.
- **Irritation cutanée :** La zone de peau traitée peut devenir rouge, irritée ou sèche.
- **Problèmes digestifs :** Les radiations ciblant le pancréas peuvent provoquer des nausées, de la diarrhée ou des modifications de l'appétit, car les radiations peuvent affecter le tractus gastro-intestinal environnant.
- **Douleur ou inconfort :** Certains patients peuvent ressentir une gêne dans la zone traitée, notamment si la tumeur se trouve à proximité de structures sensibles.

Des soins de soutien sont disponibles pour gérer les effets secondaires et les plans de traitement sont adaptés pour minimiser l'exposition aux tissus sains.

Traitements combinés

Dans de nombreux cas, le traitement du cancer du pancréas implique une combinaison de chimiothérapie, de radiothérapie et parfois de thérapies ciblées ou d'immunothérapies. Cette approche peut améliorer l'efficacité globale du traitement en attaquant les cellules cancéreuses par différents mécanismes.

1. Chimioradiation (Chimiothérapie + Radiothérapie)

La chimioradiation, qui associe chimiothérapie et radiothérapie, est souvent utilisée chez les patients atteints d'un cancer du pancréas localement avancé ou chez ceux qui ne sont pas candidats à une intervention chirurgicale. Les médicaments de chimiothérapie comme la gemcitabine ou la capécitabine peuvent rendre les cellules cancéreuses plus sensibles aux radiations, améliorant ainsi la probabilité de rétrécissement ou de contrôle de la tumeur.

- *Chimioradiothérapie néoadjuvante*: Cette approche est utilisée avant la chirurgie pour réduire les tumeurs, les rendant plus résécables.
- *Chimioradiothérapie adjuvante*: Cette approche est utilisée après la chirurgie pour éliminer les cellules cancéreuses microscopiques restantes et réduire le risque de récidive.

2. Traitement palliatif

Pour les patients atteints d'un cancer du pancréas métastatique ou ceux qui ne sont pas candidats à une intervention chirurgicale, l'association de la chimiothérapie et de la radiothérapie peut aider à contrôler la croissance tumorale, à soulager les symptômes et à prolonger la vie. Ces traitements ne guérissent peut-être pas le cancer, mais peuvent améliorer la qualité de vie en gérant des symptômes tels que la douleur, l'obstruction des voies biliaires ou les blocages intestinaux.

3. Thérapies ciblées et immunothérapies
Dans certains cas, le cancer du pancréas peut être traité par des thérapies ciblées ou des immunothérapies en association avec une chimiothérapie ou une radiothérapie. Ces traitements ciblent des mutations génétiques ou des protéines spécifiques qui stimulent la croissance du cancer, offrant ainsi une approche plus personnalisée du traitement. Des essais cliniques explorant ces combinaisons sont en cours et certains agents ciblés pourraient être approuvés pour une utilisation dans certains sous-types de cancer du pancréas.

L'objectif des traitements combinés est de maximiser l'efficacité de chaque modalité de traitement, améliorant souvent la survie et réduisant la charge tumorale. La combinaison exacte utilisée dépendra des caractéristiques individuelles du cancer, du stade de la tumeur et de l'état de santé général du patient.

Les traitements non chirurgicaux du cancer du pancréas, notamment la chimiothérapie, la radiothérapie et les thérapies combinées, sont des éléments essentiels du paysage thérapeutique. Le choix du traitement dépend du stade du cancer, de la réponse du patient aux traitements antérieurs et des objectifs globaux du traitement. En travaillant avec une équipe multidisciplinaire, les patients peuvent recevoir le traitement non chirurgical le plus approprié et le plus efficace pour leurs besoins spécifiques.

Chapitre 6 : Traitements émergents et progrès des soins

Le paysage du traitement du cancer du pancréas a considérablement évolué ces dernières années, avec la recherche continue de nouveaux traitements et de méthodes de soins améliorées. Alors que les traitements traditionnels tels que la chirurgie, la chimiothérapie et la radiothérapie restent la norme, les traitements émergents comme l'immunothérapie, la thérapie ciblée et les progrès de la médecine personnalisée offrent un nouvel espoir aux patients. Les essais cliniques continuent également d'explorer des approches innovantes, susceptibles de modifier la manière dont le cancer du pancréas sera traité à l'avenir.

Immunothérapie et thérapie ciblée

L'immunothérapie et la thérapie ciblée représentent deux des domaines de recherche sur le cancer les plus prometteurs. Les deux visent à traiter le cancer plus efficacement et avec moins d'effets secondaires par rapport aux traitements traditionnels. Ces thérapies se concentrent sur les aspects biologiques uniques des cellules cancéreuses et du système immunitaire du corps pour combattre la maladie.

1. Immunothérapie

L'immunothérapie agit en stimulant ou en renforçant le système immunitaire de l'organisme pour qu'il reconnaisse et attaque les cellules cancéreuses. Le système immunitaire identifie et détruit normalement les cellules anormales, mais les cellules cancéreuses développent souvent des mécanismes pour échapper à la détection. L'immunothérapie vise à vaincre ces défenses et à permettre au système immunitaire de cibler et de tuer plus efficacement les cellules cancéreuses.

Inhibiteurs de point de contrôle immunitaire :

- Les inhibiteurs de points de contrôle immunitaires sont une classe de médicaments d'immunothérapie qui bloquent des protéines spécifiques sur les cellules cancéreuses ou les cellules immunitaires, permettant ainsi au système immunitaire de mieux reconnaître et attaquer les tumeurs. Certains des inhibiteurs de point de contrôle les plus étudiés sont ceux ciblant PD-1 (protéine de mort cellulaire programmée 1) ou PD-L1 (ligand de mort programmé 1), qui sont des protéines qui aident les tumeurs à échapper à la surveillance immunitaire. Les inhibiteurs de PD-1 les plus couramment utilisés comprennent le pembrolizumab (Keytruda) et le nivolumab (Opdivo). Ces inhibiteurs se sont révélés prometteurs dans divers cancers, même si leur succès dans le cancer du pancréas a été limité jusqu'à présent, nécessitant souvent des thérapies supplémentaires pour être pleinement efficaces.

Vaccins contre le cancer :
- Les vaccins contre le cancer visent à stimuler le système immunitaire pour cibler des cellules cancéreuses spécifiques. Bien qu'ils ne soient pas encore largement disponibles, des vaccins comme le GVAX sont étudiés dans le cadre d'essais cliniques pour leur potentiel dans le traitement du cancer du pancréas. Ces vaccins sont conçus pour inciter le système immunitaire à reconnaître les antigènes tumoraux, renforçant ainsi sa capacité à détruire les cellules cancéreuses.

Thérapie cellulaire adoptive :
- Dans la thérapie cellulaire adoptive, les cellules immunitaires (généralement des lymphocytes T) sont extraites du corps du patient, modifiées ou améliorées en laboratoire pour être plus efficaces dans la lutte contre le cancer, puis réintroduites dans l'organisme. L'une de ces approches est la thérapie CAR-T (Chimeric Antigen Receptor T-cell), qui s'est révélée très prometteuse dans d'autres cancers, mais qui fait toujours l'objet de recherches pour son efficacité dans le cancer du pancréas.

Malgré les progrès de l'immunothérapie, le cancer du pancréas reste un défi en raison de sa capacité à créer un environnement immunosuppresseur au sein de la tumeur. Cependant, les recherches et essais cliniques en cours visent à identifier quels patients pourraient bénéficier le plus de l'immunothérapie et si son association avec d'autres traitements peut améliorer les résultats.

2. Thérapie ciblée

La thérapie ciblée utilise des médicaments ou d'autres substances pour cibler spécifiquement les cellules cancéreuses sans nuire aux cellules normales. Contrairement à la chimiothérapie traditionnelle, qui tue à la fois les cellules saines et cancéreuses, les thérapies ciblées sont conçues pour cibler les mutations génétiques, les protéines ou d'autres anomalies moléculaires qui conduisent à la croissance des cellules cancéreuses. Ces thérapies sont souvent moins toxiques et peuvent être plus efficaces pour certains patients.

Cibler des mutations génétiques spécifiques :

- L'un des aspects clés de la thérapie ciblée est l'identification de mutations génétiques dans les cellules cancéreuses qui peuvent être ciblées par des médicaments spécifiques. Par exemple, les mutations du gène KRAS, courant dans le cancer du pancréas, constituent un axe majeur de recherche. Bien que les mutations KRAS soient notoirement difficiles à cibler, de nouveaux médicaments tels que le Sotorasib et l'Adagrasib ont montré leur potentiel dans le ciblage des mutations KRAS G12C, un sous-type spécifique de mutation KRAS qui peut être présent dans certains cancers du pancréas.

Thérapies ciblées HER2 :

- Le gène HER2, impliqué dans certains cancers comme les cancers du sein et de l'estomac, est parfois également surexprimé dans le cancer du pancréas. Le trastuzumab (Herceptin), un traitement ciblant HER2, est étudié pour son potentiel dans le traitement du cancer du pancréas HER2-positif, seul ou en association avec une chimiothérapie.

Inhibiteurs de l'angiogenèse :
- Les tumeurs pancréatiques nécessitent un apport sanguin pour se développer et se propager. Les inhibiteurs de l'angiogenèse agissent en bloquant la formation de nouveaux vaisseaux sanguins qui fournissent à la tumeur de l'oxygène et des nutriments. Des médicaments comme le Bevacizumab (Avastin), qui ciblent le facteur de croissance endothélial vasculaire (VEGF), sont testés en association avec la chimiothérapie pour inhiber la croissance tumorale en coupant son apport sanguin.

Inhibiteurs PARP :
- Les inhibiteurs de la poly (ADP-ribose) polymérase (PARP), tels que l'Olaparib (Lynparza), sont un type de thérapie ciblée qui bloque une protéine impliquée dans la réparation des dommages à l'ADN des cellules cancéreuses. Les inhibiteurs de PARP se sont révélés efficaces dans les cancers présentant des mutations génétiques spécifiques, en particulier celles impliquant les gènes BRCA1 et BRCA2. Dans le cancer du pancréas, les patients présentant des mutations héréditaires dans ces gènes peuvent bénéficier des inhibiteurs de PARP, car ces cancers sont plus vulnérables aux dommages à l'ADN.

Bien que ces thérapies soient encore au stade expérimental pour le cancer du pancréas, les essais cliniques ont montré des résultats prometteurs, en particulier pour les patients présentant des mutations ou des caractéristiques génétiques spécifiques.

Essais cliniques : ce que vous devez savoir

Les essais cliniques sont des études de recherche conçues pour évaluer de nouveaux traitements ou stratégies de gestion des maladies. Ils jouent un rôle crucial dans l'avancement des connaissances médicales et dans la découverte de moyens plus efficaces de traiter le cancer du pancréas. Pour les patients atteints d'un cancer du pancréas, la participation à un essai clinique peut offrir l'accès à des thérapies de pointe qui ne sont pas encore largement disponibles.

1. Le rôle des essais cliniques dans le traitement du cancer
Les essais cliniques offrent plusieurs avantages potentiels aux patients, notamment l'accès aux traitements les plus récents, une surveillance et des soins plus fréquents, et contribuent au développement de nouvelles thérapies susceptibles d'aider les futurs patients. Les essais sont menés en phases, chacune conçue pour répondre à différentes questions scientifiques sur la sécurité, la posologie, l'efficacité et les effets secondaires.

- Essais de phase 1 : se concentrent sur l'évaluation de la sécurité et du dosage d'un nouveau traitement.
- Essais de phase 2 : testez l'efficacité du traitement et surveillez les effets secondaires.

- Essais de phase 3 : comparez le nouveau traitement avec le traitement standard pour déterminer lequel est le plus efficace.
- Essais de phase 4 : ont lieu après l'approbation du traitement et surveillent ses effets et sa sécurité à long terme.

2. Types d'essais cliniques sur le cancer du pancréas

Les essais cliniques sur le cancer du pancréas se concentrent sur diverses approches thérapeutiques, notamment de nouveaux médicaments de chimiothérapie, de nouvelles immunothérapies, des thérapies ciblées et des traitements combinés. Les essais explorent également de nouvelles méthodes d'administration de traitements, telles que des thérapies localisées (par exemple, injection directe de médicaments dans le site tumoral) ou des thérapies qui renforcent l'efficacité des traitements existants.

- **Essais thérapeutiques ciblés :** Ces essais évaluent l'efficacité de médicaments spécifiques visant des cibles moléculaires ou des mutations génétiques du cancer du pancréas, telles que les mutations KRAS ou BRCA1/2.
- *Essais d'immunothérapie :* Ces études testent de nouveaux inhibiteurs de points de contrôle immunitaires, des vaccins contre le cancer et des thérapies cellulaires adoptives pour évaluer leur potentiel d'amélioration des résultats chez les patients atteints d'un cancer du pancréas.
- *Essais de thérapie combinée :* Les essais combinant chimiothérapie, radiothérapie, immunothérapie et/ou

thérapie ciblée visent à trouver des combinaisons plus efficaces pour traiter le cancer du pancréas.
- ***Essais de soins palliatifs***: Concentrez-vous sur l'amélioration de la qualité de vie en explorant des moyens de gérer la douleur, d'améliorer l'état nutritionnel et d'atténuer d'autres symptômes.

3. Comment participer aux essais cliniques
Les patients intéressés à participer à des essais cliniques devraient discuter de cette option avec leur oncologue. Les essais comportent des critères d'éligibilité spécifiques, tels que certains profils génétiques, stades de la maladie ou traitements antérieurs, et il est important de comprendre à la fois les avantages et les risques potentiels. Les coordinateurs des essais cliniques fournissent des informations détaillées sur la conception de l'essai, le traitement étudié et les effets secondaires potentiels.

Avancées en médecine personnalisée

La médecine personnalisée consiste à adapter le traitement en fonction des caractéristiques individuelles du cancer de chaque patient, telles que les mutations génétiques ou les signatures moléculaires, afin d'optimiser l'efficacité et de minimiser les effets secondaires inutiles. Dans le cancer du pancréas, cette approche devient de plus en plus importante, car chaque tumeur peut avoir un profil génétique unique qui influence son comportement et sa réponse au traitement.

Profilage génétique et biomarqueurs
- Les progrès des technologies de séquençage génétique ont permis une identification plus précise des mutations et des altérations de l'ADN tumoral. La recherche de mutations dans des gènes tels que KRAS, BRCA1/2, p53 et PALB2 peut guider les décisions thérapeutiques. La médecine personnalisée vise à identifier des biomarqueurs spécifiques capables de prédire comment un cancer réagira aux thérapies ciblées, à la chimiothérapie et aux immunothérapies.

Biopsie liquide
- La biopsie liquide est un test non invasif qui analyse le matériel génétique du sang d'un patient, tel que l'ADN tumoral circulant (ADNct), pour détecter des mutations ou des altérations génétiques du cancer du pancréas. Les biopsies liquides peuvent aider à surveiller la progression de la tumeur, à détecter une maladie résiduelle minime après le traitement et à évaluer l'efficacité des thérapies ciblées sans avoir besoin de biopsies tissulaires répétées.

Stratification des patients
- La médecine personnalisée implique également de stratifier les patients en groupes en fonction de marqueurs génétiques, ce qui permet de sélectionner les traitements les plus efficaces pour chaque groupe. Par exemple, les patients présentant des mutations spécifiques peuvent être plus susceptibles de répondre à certaines thérapies ciblées ou immunothérapies, ce

qui conduit à des schémas thérapeutiques plus efficaces et à de meilleurs résultats.

En intégrant les tests génétiques, le profilage moléculaire et les thérapies émergentes, la médecine personnalisée ouvre la voie à des stratégies de traitement plus efficaces et individualisées du cancer du pancréas, offrant ainsi l'espoir d'une survie et d'une qualité de vie améliorées. À mesure que la recherche dans ce domaine progresse, elle pourrait potentiellement transformer considérablement la prise en charge du cancer du pancréas.

Partie 3 : Vivre avec le cancer du pancréas

Chapitre 7 : Nutrition et santé digestive

La nutrition et la santé digestive jouent un rôle crucial dans la gestion du cancer du pancréas et dans l'amélioration de la qualité de vie des personnes atteintes de la maladie. Le cancer du pancréas affecte souvent le système digestif en raison du rôle essentiel du pancréas dans la production d'enzymes facilitant la digestion et d'hormones régulant la glycémie. Une gestion nutritionnelle efficace peut aider à atténuer les complications, à lutter contre la malnutrition et à maintenir la force pendant le traitement.

Défis nutritionnels liés au cancer du pancréas

Le cancer du pancréas et ses traitements entraînent fréquemment des problèmes nutritionnels importants, notamment :

Malnutrition:
- La malnutrition survient lorsque le corps ne reçoit pas les nutriments dont il a besoin pour fonctionner de manière optimale. Dans le cas du cancer du pancréas, cela peut résulter d'un manque d'appétit, d'effets secondaires du traitement ou d'une malabsorption des

nutriments due à un manque d'enzymes pancréatiques. La malnutrition peut entraîner de la fatigue, une diminution de l'immunité et une guérison altérée.

Perte de poids :
- La perte de poids involontaire est une préoccupation courante dans le cancer du pancréas, souvent causée par une combinaison d'une diminution de l'apport alimentaire, d'une malabsorption et d'une altération du métabolisme de l'organisme. Le maintien du poids corporel est essentiel pour soutenir la santé globale et la tolérance au traitement.

Perte de masse musculaire (cachexie) :
- La cachexie est une forme grave de perte musculaire et de poids qui survient souvent chez les patients atteints de cancer, entraînant une faiblesse physique et une qualité de vie réduite. La lutte contre la cachexie nécessite de se concentrer à la fois sur l'apport calorique et protéique.

Effets secondaires du traitement :
- Les traitements comme la chimiothérapie ou la radiothérapie peuvent provoquer des nausées, des vomissements, des modifications du goût ou de la diarrhée, compliquant encore davantage la gestion nutritionnelle.

Gérer la malabsorption et la perte de poids

La malabsorption se produit lorsque le pancréas ne produit pas suffisamment d'enzymes pour décomposer correctement les aliments. Cela conduit à un passage des aliments non digérés dans le tractus gastro-intestinal, entraînant des carences nutritionnelles, une perte de poids et de la diarrhée. Les stratégies de gestion comprennent :

Thérapie de remplacement des enzymes pancréatiques (PERT) :

- Le PERT implique la prise de suppléments enzymatiques pour aider le corps à digérer et à absorber efficacement les nutriments. Ces enzymes doivent être prises avec les repas et les collations pour optimiser leur efficacité.

Repas fréquents et petits :

- Manger des repas plus petits plus fréquemment peut aider à maximiser l'absorption des nutriments et à réduire la sensation de satiété, qui peut survenir avec des repas plus copieux.

Aliments riches en nutriments :

- Concentrez-vous sur les aliments riches en calories et en nutriments, tels que les avocats, les noix, les graines, l'huile d'olive et les produits laitiers entiers, pour répondre aux besoins en calories et en nutriments.

Hydratation :
- Rester hydraté est essentiel, en particulier pour les personnes souffrant de diarrhée ou de vomissements. Des boissons riches en électrolytes ou des solutions de réhydratation orale peuvent être nécessaires en cas de perte de liquide importante.

Symptômes de surveillance :
- Signalez les symptômes tels que des selles grasses, de la diarrhée ou des ballonnements aux prestataires de soins de santé, car ils peuvent indiquer un remplacement enzymatique insuffisant ou d'autres problèmes digestifs.

Aliments qui aident : un guide pratique

Certains aliments peuvent faciliter la digestion, maintenir les niveaux d'énergie et fournir des nutriments essentiels :

Protéines :
- Viandes maigres, volaille, poisson, œufs et produits laitiers.
- Protéines végétales comme les haricots, les lentilles, le tofu et le tempeh.

Glucides :
- Céréales entières comme le riz brun, le quinoa et les flocons d'avoine pour une énergie soutenue.
- Évitez les sucres raffinés, car ils peuvent provoquer des pics de glycémie.

Graisses saines :
- Incluez des sources comme les avocats, l'huile d'olive, les noix, les graines et les poissons gras.
- Limitez les graisses saturées et les graisses trans pour éviter des tensions inutiles sur la digestion.

Fruits et légumes :
- Optez pour des options cuites ou mélangées si les produits crus provoquent un inconfort.
- Choisissez des options riches en nutriments comme les épinards, les carottes, les baies et les bananes.

Probiotiques et prébiotiques :
- Les probiotiques, présents dans le yaourt ou les aliments fermentés, favorisent la santé intestinale.
- Les fibres prébiotiques contenues dans des aliments comme l'ail, les oignons et les asperges favorisent une digestion saine.

Enzymes pancréatiques : pourquoi elles sont importantes et comment les utiliser

La thérapie de remplacement des enzymes pancréatiques est la pierre angulaire de la prise en charge nutritionnelle du cancer du pancréas. Ces enzymes aident à digérer les graisses, les protéines et les glucides, atténuant ainsi les symptômes de malabsorption et améliorant l'absorption des nutriments.

Les points clés concernant l'utilisation des enzymes comprennent :

Moment et dosage :
- Les enzymes doivent être prises à chaque repas ou collation pour garantir qu'elles se mélangent aux aliments dans l'estomac.
- La posologie dépend de la quantité de graisse contenue dans le repas et doit être ajustée selon avis médical.

Choisir le bon supplément :
- Il existe différentes formulations d'enzymes et les prestataires de soins de santé peuvent guider la sélection du produit le plus approprié.

Efficacité du suivi :
- Des symptômes tels que des selles grasses ou un excès de gaz peuvent indiquer la nécessité d'un ajustement posologique ou d'une formulation enzymatique différente.

Éviter les interférences acides :
- Certaines enzymes sont sensibles à l'acide gastrique ; les prendre avec des médicaments réduisant l'acidité (comme les inhibiteurs de la pompe à protons) peut améliorer leur efficacité.

Exemples de plans de repas et de recettes

Pour relever les défis nutritionnels tout en garantissant la variété et le plaisir des repas, envisagez d'incorporer les idées de repas suivantes :

Options de petit-déjeuner :
- Smoothie avec du yaourt, du beurre d'amande, de la banane et une boule de protéine en poudre.
- Œufs brouillés avec épinards sautés et pain grillé aux grains entiers.

Idées de déjeuner :
- Salade de poulet grillé avec vinaigrette à l'huile d'olive et tranches d'avocat.
- Soupe de lentilles accompagnée de pain complet.

Collations :
- Yaourt grec aux baies et un filet de miel.
- Une poignée de noix et de fruits secs.

Suggestions de dîner :
- Saumon au four avec quinoa et légumes rôtis.
- Tofu sauté avec riz brun et brocoli cuit à la vapeur.

Desserts :
- Purée de patates douces avec une pincée de cannelle et une cuillerée de yaourt grec.
- Pudding aux graines de chia à base de lait d'amande et de garnitures de fruits frais.

En relevant les défis nutritionnels, en gérant la malabsorption et en intégrant des stratégies alimentaires pratiques, les personnes atteintes d'un cancer du pancréas peuvent conserver leur force, améliorer leur santé digestive et améliorer leur bien-être général. Une attention particulière portée à l'alimentation, guidée par des professionnels de la santé, joue un rôle essentiel dans les soins complets contre le cancer.

Exemple de plan de repas de 7 jours pour la gestion du cancer du pancréas

Ce plan de repas de 7 jours se concentre sur des aliments riches en nutriments, de petits repas fréquents et des ingrédients faciles à digérer pour relever les défis associés au cancer du pancréas, tels que la malabsorption, la perte de poids et la fatigue. Il intègre des conseils sur la thérapie de remplacement des enzymes pancréatiques (PERT), le cas échéant.

Jour 1
- Petit-déjeuner : Œufs brouillés avec épinards sautés, pain grillé aux grains entiers et un petit verre de lait d'amande enrichi.
- Collation du milieu de la matinée : yaourt grec avec une cuillère à soupe de graines de chia et un filet de miel.
- Déjeuner : Poitrine de poulet grillée avec quinoa et haricots verts cuits à la vapeur.
- Collation de l'après-midi : Une poignée de noix mélangées et d'abricots secs.

- Dîner : Saumon au four avec purée de patates douces et courgettes rôties.
- Collation du soir : tranches de pomme avec beurre d'amande.

Jour 2
- Petit-déjeuner : Gruau à base de lait d'amande, garni de myrtilles, de noix et d'une pincée de cannelle.
- Collation du milieu de la matinée : Une banane et une petite poignée de graines de tournesol.
- Déjeuner : Sandwich à la dinde et à l'avocat sur du pain complet accompagné de bâtonnets de carottes.
- Collation de l'après-midi : Fromage cottage avec des morceaux d'ananas.
- Dîner : Tofu sauté avec riz brun et brocoli cuit à la vapeur.
- Collation du soir : Tisane avec une tranche de pain aux bananes aux grains entiers.

Jour 3
- Petit-déjeuner : Smoothie avec du yaourt grec, des épinards, des baies surgelées et une cuillère à soupe de beurre d'amande.
- Collation du milieu de la matinée : craquelins aux grains entiers avec houmous.
- Déjeuner : Poisson grillé (par exemple morue ou aiglefin) avec couscous et asperges rôties.
- Collation de l'après-midi : Un œuf à la coque et une tranche de pain grillé aux grains entiers.
- Dîner : Soupe de lentilles accompagnée de chou frisé sauté et d'une tranche de pain complet.

- Collation du soir : Une petite poignée de mélange montagnard (noix et fruits secs).

Jour 4

- Petit déjeuner : Omelette aux dés de tomates, champignons,
  et une pincée de fromage faible en gras ; une tranche de pain grillé aux grains entiers.
- Collation du milieu de la matinée : Une poire et une poignée d'amandes.
- Déjeuner : Salade de quinoa avec poulet grillé, avocat et mesclun, assaisonnée d'huile d'olive et de jus de citron.
- Collation de l'après-midi : Yaourt avec une cuillère à café de graines de lin moulues.
- Dîner : Cuisses de poulet au four avec patates douces rôties et petits pois cuits à la vapeur.
- Collation du soir : Une tasse de lait d'amande chaud avec une pincée de cannelle.

Jour 5

- Petit-déjeuner : Crêpes aux grains entiers garnies de beurre d'amande et de tranches de banane.
- Collation du milieu de la matinée : Un œuf dur et une poignée de noix de cajou.
- Déjeuner : Crevettes grillées avec du riz sauvage et un accompagnement d'épinards sautés.
- Collation de l'après-midi : Un smoothie à base de lait d'amande, de mangue et de graines de chia.
- Dîner : Boulettes de dinde au four avec spaghettis aux grains entiers et sauce tomate légère.

- Collation du soir : des fraises fraîches avec une cuillerée de yaourt grec.

Jour 6
- Petit déjeuner : Œufs pochés sur toast à l'avocat (pain complet).
- Collation du milieu de la matinée : Une petite poignée de noix et de canneberges séchées.
- Déjeuner : Salade de saumon au four avec mesclun, tomates cerises et vinaigrette à l'huile d'olive.
- Collation de l'après-midi : Une tranche de fromage faible en gras avec des craquelins à grains entiers.
- Dîner : Poulet grillé à l'orge et choux de Bruxelles rôtis.
- Collation du soir : Tisane avec une tranche de barre de flocons d'avoine (faite maison ou faible en sucre).

Jour 7
- Petit-déjeuner : Bol de smoothie avec un mélange de bananes surgelées, d'épinards et de lait d'amande, garni de granola et de baies fraîches.
- Collation du milieu de la matinée : Un œuf à la coque et un morceau de pain grillé aux grains entiers.
- Déjeuner : Salade de thon avec vinaigrette à l'huile d'olive, servie avec des craquelins aux grains entiers.
- Collation de l'après-midi : Une poignée de graines de citrouille et une petite pomme.
- Dîner : Poulet rôti avec pilaf de quinoa et accompagnement de haricots verts sautés.
- Collation du soir : Compote de pommes tiède non sucrée saupoudrée de cannelle.

Notes complémentaires

- Taille des portions : Ajustez la taille des portions en fonction des besoins caloriques et nutritionnels individuels.
- Enzymes pancréatiques : prenez des suppléments d'enzymes pancréatiques (si prescrits) avec les repas et les collations pour assurer une bonne absorption des nutriments.
- Hydratation : incluez beaucoup de liquides tout au long de la journée, comme de l'eau, des tisanes ou des bouillons clairs.
- Personnalisations : remplacez les ingrédients selon vos besoins pour tenir compte des préférences, des restrictions alimentaires ou de la disponibilité.

Chapitre 8 : Exercice et activité physique

Le rôle de l'exercice dans les soins du cancer du pancréas

L'exercice joue un rôle essentiel dans le maintien du bien-être physique et mental des personnes atteintes d'un cancer du pancréas. Bien que l'intensité et le type d'exercice puissent varier en fonction du stade du cancer, de l'état du traitement et de l'état de santé général, l'intégration de l'activité physique peut offrir de multiples avantages.

Avantages de l'activité physique

1. Niveaux d'énergie améliorés : des mouvements réguliers aident à combattre la fatigue, un effet secondaire courant des traitements contre le cancer comme la chimiothérapie et la radiothérapie.
2. Force musculaire améliorée : L'exercice peut contrecarrer la perte musculaire (cachexie) et améliorer la force fonctionnelle.
3. Soutien à l'humeur et à la santé mentale : L'activité physique libère des endorphines, réduisant ainsi les symptômes d'anxiété et de dépression.
4. Meilleure digestion : des exercices légers, comme la marche, peuvent favoriser la motilité

gastro-intestinale et réduire les ballonnements ou l'inconfort.
5. Soutien de la fonction immunitaire : un exercice modéré peut améliorer l'efficacité du système immunitaire.
6. Santé des os : les exercices de mise en charge aident à lutter contre la perte de densité osseuse causée par le traitement ou la malnutrition.
7. Circulation améliorée : une activité régulière prévient la formation de caillots sanguins, un risque associé au cancer du pancréas.

Types d'activité physique

1. Exercice aérobie: Des activités comme la marche, la natation ou le vélo améliorent la santé cardiovasculaire et l'endurance.

- Recommandé : 20 à 30 minutes, 3 à 5 fois par semaine.
- Ajuster l'intensité à la tolérance ; même la marche lente est bénéfique.

2. Entraînement en force : Un entraînement léger en résistance peut maintenir ou reconstruire la masse musculaire.

- Exemples : exercices avec poids corporel, bandes de résistance ou poids légers.
- Fréquence : 2 à 3 fois par semaine avec un jour de repos entre les deux.

3. Flexibilité et équilibre : Les exercices d'étirement améliorent la mobilité et réduisent le risque de chute.

- Le yoga ou le Pilates peuvent combiner flexibilité et pleine conscience.
- Étirez quotidiennement les principaux groupes musculaires pendant 10 à 15 minutes.

4. Exercices de respiration : Les techniques de respiration contrôlée, qui font souvent partie du yoga ou du tai-chi, améliorent la fonction pulmonaire et réduisent le stress.

Concevoir un plan d'exercice personnalisé

1. Consultez un professionnel de la santé : avant de commencer, discutez avec un oncologue ou un physiothérapeute pour garantir la sécurité et la pertinence.
2. Tenez compte des effets du traitement : modifiez les activités pour tenir compte de la fatigue, des nausées ou de la neuropathie causées par les traitements.
3. Commencez lentement : augmentez progressivement l'intensité et la durée des exercices.
4. Écoutez le corps : reposez-vous si nécessaire et évitez de pousser en raison d'une fatigue ou d'une douleur extrême.
5. Hydratation et nutrition : Assurer un apport hydrique adéquat et des repas équilibrés pour soutenir l'activité physique.

Exemple de plan d'exercice hebdomadaire pour les personnes atteintes d'un cancer du pancréas

Jour 1: 20 minutes de marche légère + 10 minutes d'étirements doux.
Jour 2: 15 minutes de yoga ou tai chi + exercices de bandes de résistance (bras et épaules).
Jour 3: Repos ou exercices de respiration légers.
Jour 4 : 25 minutes de natation ou de vélo à rythme modéré.
Jour 5 : 20 minutes de marche + exercices de musculation (ex. levées de jambes assises).
Jour 6: Routine d'étirements + 10 minutes d'exercices d'équilibre.
Jour 7 : Repos ou activité physique légère, comme le jardinage ou la marche lente.

Conseils de sécurité pour faire de l'exercice pendant le traitement

1. Surveillez les symptômes : arrêtez de faire de l'exercice si vous ressentez des étourdissements, un essoufflement ou des douleurs.
2. Évitez de soulever des objets lourds : surtout si une intervention chirurgicale ou une maladie avancée a eu un impact sur la force abdominale.
3. Soyez attentif à la neuropathie : utilisez des chaussures de soutien pour éviter les chutes en cas de picotements ou d'engourdissements.

4. Protégez les sites chirurgicaux : évitez les mouvements qui sollicitent les zones touchées par la chirurgie.

En intégrant une activité physique adaptée aux routines quotidiennes, les patients peuvent améliorer leur qualité de vie globale et améliorer leur capacité à gérer les défis physiques et émotionnels du cancer du pancréas. Des contrôles réguliers avec des professionnels de la santé garantissent que ces exercices restent sûrs et efficaces tout au long du traitement et de la récupération.

Chapitre 9 : Faire face à l'impact émotionnel et psychologique

Le diagnostic et la prise en charge du cancer du pancréas vont au-delà de la santé physique ; les défis émotionnels et psychologiques peuvent être profonds. Comprendre et aborder ces aspects est essentiel pour les soins holistiques et le bien-être général. Les sections suivantes explorent le bilan émotionnel, les réponses psychologiques courantes et les stratégies efficaces pour renforcer la résilience et trouver du soutien.

Comprendre le bilan émotionnel

Le cancer du pancréas est une maladie qui altère la vie et qui évoque souvent toute une gamme d'émotions intenses. L'impact émotionnel peut provenir de divers facteurs, notamment :

Incertitude *:*
- La complexité des options de traitement et des résultats potentiels peut créer un sentiment d'imprévisibilité.

Perte de contrôle *:*
- Les changements physiques, les procédures médicales et les perturbations de la vie quotidienne peuvent

entraîner un sentiment d'impuissance.

Changements dans les rôles et les relations :
- Les changements de responsabilités et de dynamiques au sein des relations personnelles et professionnelles peuvent être difficiles à gérer.

Tensions financières et logistiques :
- Les coûts associés au traitement et aux ajustements des conditions de travail ou de vie peuvent exacerber le stress émotionnel.

Anxiété, dépression et peur

La détresse émotionnelle se manifeste souvent par de l'anxiété, de la dépression et de la peur. Comprendre ces réponses est essentiel pour mettre en œuvre des mécanismes d'adaptation efficaces.

Anxiété:
- L'anxiété peut découler d'inquiétudes concernant la progression de la maladie, les effets secondaires du traitement ou les incertitudes futures. Les symptômes peuvent inclure de l'agitation, des difficultés de concentration et des manifestations physiques telles qu'un rythme cardiaque rapide ou une respiration superficielle.

Dépression:
- Des sentiments de tristesse, de désespoir ou un manque de motivation peuvent être le signe d'une

dépression. Cela peut interférer avec le fonctionnement quotidien et réduire l'efficacité des stratégies d'adaptation.

Peur:
- Peur de l'inconnu, de la douleur potentielle ou des changements
  en matière de qualité de vie est une réponse naturelle. Cela peut également conduire à des comportements d'évitement, comme hésiter à demander un traitement ou un soutien.

Stress cumulatif :
- La combinaison de symptômes physiques, d'exigences de traitement et de défis émotionnels peut conduire à l'épuisement professionnel ou à un stress accablant si elle n'est pas prise en compte.

Renforcer la résilience et la positivité

La résilience fait référence à la capacité de s'adapter à l'adversité et de maintenir son bien-être mental. Bien que les réactions émotionnelles face au cancer du pancréas soient naturelles, les stratégies de renforcement de la résilience peuvent aider à gérer ces défis efficacement.

Acceptation:
- Reconnaître les émotions et la réalité de la situation est la première étape vers une adaptation proactive. Le déni ou la suppression des émotions peuvent retarder les actions nécessaires.

Techniques de pleine conscience et de relaxation :
- Des pratiques telles que la méditation, la respiration profonde et la relaxation musculaire progressive peuvent réduire l'anxiété et favoriser un sentiment de calme.

Concentrez-vous sur les petites réalisations :
- Se fixer des objectifs réalisables, comme réaliser une routine d'exercices légers ou s'adonner à un passe-temps, peut renforcer l'estime de soi et la positivité.

Maintenir la routine :
- La structure et la prévisibilité des activités quotidiennes procurent un sentiment de normalité et de contrôle.

Assistance professionnelle :
- Des psychologues, conseillers ou travailleurs sociaux spécialisés en oncologie peuvent proposer des outils pour gérer efficacement les émotions. La thérapie cognitivo-comportementale (TCC) et d'autres approches fondées sur des données probantes peuvent être particulièrement utiles.

Trouver du soutien : famille, amis et groupes de soutien

Un système de soutien solide est un élément clé du bien-être émotionnel. Établir et entretenir des liens avec les autres peut apporter du réconfort, des encouragements et une aide pratique.

Famille et amis :
- Communication : discuter ouvertement des émotions, des besoins et des attentes favorise la compréhension et renforce les relations.
- Implication : impliquer les proches dans les rendez-vous, la planification du traitement ou les routines quotidiennes peut réduire le sentiment d'isolement.

Groupes de soutien :
- Expériences partagées : se connecter avec d'autres personnes confrontées à des défis similaires peut procurer un sentiment de communauté et de validation.
- Valeur éducative : De nombreux groupes offrent des informations sur les stratégies d'adaptation, les progrès du traitement et les ressources.
- Accessibilité : les groupes de soutien sont disponibles en personne et en ligne, ce qui en fait une option flexible.

Ressources communautaires :
- Les organisations dédiées aux soins contre le cancer fournissent souvent des services de soutien émotionnel, notamment des lignes d'assistance téléphonique, des ateliers et des conseils par les pairs.

- Les groupes confessionnels ou culturels peuvent également offrir un confort aligné sur les valeurs personnelles.

Équipe de soins :
- Les oncologues, les infirmières et les spécialistes des soins palliatifs peuvent répondre aux préoccupations et recommander des ressources adaptées aux besoins individuels.

Faire face à l'impact émotionnel et psychologique du cancer du pancréas nécessite une approche multidimensionnelle. Reconnaître et gérer le bilan émotionnel, renforcer la résilience et utiliser des systèmes de soutien peuvent améliorer considérablement la qualité de vie. Le bien-être émotionnel fait partie intégrante des soins complets contre le cancer, et lui donner la priorité est essentiel pour gérer efficacement le parcours.

Chapitre 10 : Soins palliatifs et gestion des symptômes

Les soins palliatifs jouent un rôle essentiel dans la gestion du cancer du pancréas, en se concentrant sur le soulagement des symptômes et l'amélioration de la qualité de vie des individus, à tout stade de la maladie. Ce chapitre explore la portée des soins palliatifs, les techniques de gestion des symptômes courants et les stratégies visant à améliorer le bien-être général.

Le rôle des soins palliatifs à tout moment

Les soins palliatifs sont une approche médicale spécialisée visant à améliorer le confort et à soulager le fardeau physique, émotionnel et psychologique associé aux maladies graves. Elle ne se limite pas aux soins de fin de vie et peut être intégrée aux côtés des traitements curatifs ou de prolongation de la vie.

Objectifs des soins palliatifs :
- Soulagement des symptômes tels que la douleur, les nausées et la fatigue.
- Soutien à la santé émotionnelle et psychologique.

- Aide à la prise de décision concernant les options de traitement.
- Amélioration de la qualité de vie quel que soit le stade de la maladie.

Équipe de soins palliatifs :
- L'équipe de soins comprend souvent des médecins, des infirmières, des travailleurs sociaux, des diététistes et des conseillers spirituels qui travaillent en collaboration pour répondre à divers besoins.

Intégration précoce :
- Des études montrent que l'intégration de soins palliatifs dès le début du processus de traitement peut conduire à un meilleur contrôle des symptômes, à une réduction du stress et à de meilleurs résultats.

Techniques de gestion de la douleur

La douleur est un symptôme courant du cancer du pancréas en raison de la pression tumorale sur les organes environnants ou de l'atteinte nerveuse. Une gestion efficace de la douleur nécessite une approche personnalisée.

Médicaments :
- Non-opioïdes : les anti-inflammatoires non stéroïdiens (AINS) et l'acétaminophène sont utilisés pour soulager la douleur légère à modérée.
- Opioïdes : des médicaments tels que la morphine ou l'oxycodone sont prescrits pour soulager les douleurs

modérées à intenses. Les dosages sont soigneusement ajustés pour minimiser les effets secondaires.
- Médicaments adjuvants : des antidépresseurs ou des anticonvulsivants peuvent être utilisés pour traiter les douleurs nerveuses (neuropathie).

Blocs nerveux :
- Les blocs du plexus cœliaque consistent à injecter une solution anesthésique ou alcoolisée à proximité des nerfs transmettant la douleur du pancréas, apportant un soulagement important dans certains cas.

Radiothérapie:
- Un rayonnement ciblé peut réduire les tumeurs, provoquant ainsi des douleurs, réduisant ainsi la pression sur les tissus voisins.

Techniques non pharmacologiques :
- Physiothérapie : des exercices doux et des étirements peuvent réduire la tension musculaire contribuant à la douleur.
- Thérapies complémentaires : l'acupuncture, les massages et les techniques de relaxation telles que le yoga ou la méditation de pleine conscience peuvent apporter un soulagement supplémentaire.

Faire face à la fatigue, aux nausées et aux problèmes digestifs

La gestion efficace des symptômes courants est un élément clé des soins palliatifs.

Fatigue:
- Économie d'énergie : hiérarchisez les activités, reposez-vous entre les tâches et déléguez les responsabilités lorsque cela est possible.
- S'attaquer aux causes sous-jacentes : La fatigue peut provenir de l'anémie, d'une mauvaise alimentation ou des effets secondaires du traitement. Traiter ces problèmes sous-jacents peut aider à atténuer l'épuisement.
- Exercice : Une activité physique légère, comme la marche, peut augmenter les niveaux d'énergie et réduire la fatigue.

Nausées et vomissements :
- Médicaments : les médicaments antinauséeux (antiémétiques) tels que l'ondansétron ou le métoclopramide sont couramment utilisés pour contrôler les symptômes.
- Ajustements alimentaires : des repas légers et fréquents et le fait d'éviter les odeurs fortes ou les aliments gras peuvent réduire les déclencheurs de nausées.

- Hydratation : Maintenir l'apport hydrique aide à prévenir la déshydratation causée par les vomissements.

Problèmes digestifs :
- Malabsorption : la thérapie de remplacement des enzymes pancréatiques (PERT) peut améliorer la digestion et l'absorption des nutriments.
- Diarrhée : les médicaments antidiarrhéiques, tels que le lopéramide, et les ajustements alimentaires peuvent gérer les symptômes.
- Constipation : une hydratation adéquate, des fibres alimentaires et des émollients fécaux peuvent aider à soulager la constipation, qui peut être exacerbée par la consommation d'opioïdes.

Améliorer la qualité de vie

Les soins palliatifs vont au-delà du contrôle des symptômes et abordent les aspects plus larges du bien-être pour améliorer la qualité de vie globale.

Soutien émotionnel et psychologique :
- L'accès à des conseils ou à une thérapie peut aider les personnes à faire face aux défis émotionnels liés à la vie avec un cancer du pancréas.
- Les techniques de réduction du stress, telles que la pleine conscience ou l'art-thérapie, peuvent apporter un soulagement émotionnel.

Soutien nutritionnel :
- Des plans de repas sur mesure axés sur des aliments riches en nutriments et faciles à digérer peuvent améliorer la force et la santé globale.
- Un diététiste professionnel peut vous fournir des conseils sur la gestion des changements d'appétit et la satisfaction des besoins caloriques.

Soutien social :
- Maintenir des liens avec la famille et les amis procure une force émotionnelle et réduit le sentiment d'isolement.
- Les groupes de soutien ou les ressources communautaires peuvent créer un sentiment de compréhension partagée et de camaraderie.

Soins spirituels et existentiels :
- Répondre aux besoins spirituels, que ce soit par le biais de pratiques religieuses ou d'une réflexion personnelle, peut apporter du réconfort et du sens.
- Les équipes de soins palliatifs comprennent souvent des aumôniers ou des conseillers spirituels pour fournir des conseils.

Coordination des soins :
- Les spécialistes des soins palliatifs travaillent avec des oncologues et d'autres professionnels de la santé pour assurer une intégration transparente de la gestion des symptômes aux traitements en cours.

Les soins palliatifs et la gestion des symptômes font partie intégrante des soins complets du cancer du pancréas. En abordant les symptômes physiques, les défis émotionnels et les problèmes de qualité de vie, les soins palliatifs garantissent une approche holistique du traitement qui donne la priorité au confort et à la dignité à chaque étape de la maladie. Une intégration précoce et une communication efficace avec l'équipe soignante peuvent améliorer considérablement le bien-être et les résultats globaux.

Partie 4 : Parcourir le parcours après le diagnostic

Chapitre 11 : Construire votre équipe de soins de santé

Une équipe de soins multidisciplinaire est essentielle dans la prise en charge du cancer du pancréas, car elle garantit que tous les aspects des soins – médicaux, physiques, émotionnels et logistiques – sont pris en compte. Comprendre les rôles des professionnels clés, savoir quelles questions poser et défendre ses besoins sont essentiels pour optimiser les soins et les résultats.

Rôles des oncologues, des chirurgiens et des spécialistes

Des soins efficaces pour le cancer du pancréas impliquent souvent la collaboration de plusieurs professionnels de la santé, chacun apportant son expertise spécialisée.

Oncologues :
- Oncologues médicaux : concentrez-vous sur les traitements systémiques comme la chimiothérapie, la thérapie ciblée ou l'immunothérapie. Ils coordonnent les plans de traitement et surveillent l'efficacité du traitement.
- Radio-oncologues : se spécialisent dans l'utilisation de la radiothérapie pour réduire les tumeurs ou gérer les symptômes, tels que la douleur.

- Rôle dans le suivi : Les oncologues jouent un rôle central dans la gestion à long terme, y compris la surveillance des récidives ou des effets secondaires.

Chirurgiens :
- Oncologues chirurgicaux : se spécialisent dans les opérations telles que la procédure de Whipple, la pancréatectomie distale ou la pancréatectomie totale lorsque la chirurgie est une option.
- Rôle dans le diagnostic : les chirurgiens peuvent également effectuer des biopsies ou des chirurgies exploratoires pour faciliter le diagnostic ou la stadification.

Gastro-entérologues :
- Experts en santé digestive qui traitent les complications telles que la malabsorption, la jaunisse ou l'obstruction des voies biliaires. Ils peuvent placer des stents ou effectuer des procédures telles que la cholangiopancréatographie rétrograde endoscopique (CPRE).

Spécialistes en soins palliatifs :
- Concentrez-vous sur la gestion des symptômes, notamment le soulagement de la douleur, la fatigue et le soutien psychologique, à tout stade de la maladie.

Diététistes :
- Fournir des conseils sur une nutrition adaptée au cancer du pancréas, en tenant compte de la perte de

poids, de la malabsorption et des besoins énergétiques.

Infirmières et infirmières pivots :
- Coordonner les soins, informer sur les traitements, et offrir un soutien pratique lors des rendez-vous et des procédures médicales.

Psychologues et travailleurs sociaux :
- Relevez les défis émotionnels, psychologiques et sociaux, en aidant à gérer les aspects logistiques et financiers des soins.

Conseillers en génétique :
- Évaluer les prédispositions génétiques qui peuvent influencer les options de traitement ou la nécessité d'un dépistage familial.

Pharmaciens :
- Aidez à gérer les médicaments, y compris les médicaments de chimiothérapie, les analgésiques et les suppléments, tout en surveillant les interactions potentielles.

Questions à poser à votre médecin

Une communication ouverte et claire avec l'équipe soignante est essentielle pour une prise de décision éclairée. Voici les questions clés à considérer lors des consultations :

À propos du diagnostic :
- De quel type de cancer du pancréas ai-je et quel est son stade ?
- Existe-t-il des biomarqueurs ou des tests génétiques qui pourraient orienter le traitement ?

À propos des options de traitement :
- Quels sont les traitements recommandés et quels sont leurs objectifs (gestion curative, palliative ou des symptômes) ?
- Quels sont les avantages et les risques potentiels de chaque option de traitement ?
- Existe-t-il des essais cliniques disponibles ?

À propos des effets secondaires et de la gestion :
- À quels effets secondaires dois-je m'attendre et comment peuvent-ils être gérés ?
- Comment les traitements affecteront-ils ma vie quotidienne, y compris le travail, l'exercice et les activités sociales ?

À propos de l'équipe soignante :
- Qui coordonnera mes soins et comment puis-je les joindre en cas d'urgence ?
- Aurai-je besoin d'être orienté vers des spécialistes ou des services supplémentaires ?

À propos des services d'assistance :
- Existe-t-il des ressources disponibles pour un soutien émotionnel ou psychologique ?
- Quels conseils nutritionnels sont recommandés ?

À propos des perspectives à long terme :
- Quels soins de suivi seront nécessaires après le traitement ?
- Comment la récidive ou la progression sera-t-elle surveillée ?

Défendre vos besoins

Le plaidoyer est une compétence essentielle pour garantir que les soins médicaux correspondent aux préférences, valeurs et objectifs personnels. Voici des stratégies pour défendre efficacement les besoins :

S'éduquer :
- Restez informé sur le cancer du pancréas, ses traitements et les avancées émergentes. Les ressources fiables comprennent des revues à comité de lecture, des organisations de lutte contre le cancer et des groupes de défense des patients.

Préparation des rendez-vous :
- Créez une liste de questions ou de préoccupations avant les rendez-vous. Apporter un cahier ou utiliser un smartphone pour enregistrer des discussions peut aider à conserver des informations complexes.

Impliquer les autres :
- Demandez à un ami de confiance ou à un membre de votre famille d'assister aux rendez-vous en tant que

défenseur. Ils peuvent prendre des notes, poser des questions supplémentaires et apporter leur soutien.

Communiquer clairement :
- Exprimez ouvertement vos préférences et vos préoccupations, qu'il s'agisse des options de traitement, des effets secondaires ou des défis logistiques. Les prestataires de soins de santé s'appuient sur une communication claire pour adapter efficacement les soins.

Demander un deuxième avis :
- Il est acceptable et souvent encouragé de rechercher un
deuxième avis, en particulier lorsqu'il s'agit de décisions importantes comme la chirurgie ou l'inscription à des essais cliniques.

Utiliser les ressources :
- De nombreux hôpitaux et centres de cancérologie ont des défenseurs des patients, des infirmières pivots ou des travailleurs sociaux qui peuvent aider à résoudre les problèmes, à accéder aux ressources ou à naviguer dans les assurances.

Tenue des dossiers :
- Conservez un dossier organisé des antécédents médicaux, des résultats des tests, des plans de traitement et des listes de médicaments. Cela facilite une communication fluide entre plusieurs fournisseurs.

La constitution d'une équipe de soins complète et la participation active aux soins sont des éléments fondamentaux d'une prise en charge efficace du cancer du pancréas. Chaque membre de l'équipe apporte une expertise spécialisée, contribuant à une approche globale du traitement. En posant les bonnes questions, en défendant les besoins et en favorisant les relations de collaboration, les individus peuvent s'assurer de recevoir des soins personnalisés et de haute qualité qui correspondent à leurs objectifs et à leur situation.

Chapitre 12 : Considérations pratiques

La prise en charge efficace du cancer du pancréas va au-delà du traitement médical et englobe des ajustements financiers, juridiques et du mode de vie. Aborder ces aspects pratiques de manière proactive peut contribuer à réduire le stress et à garantir une expérience de soins plus fluide. Ce chapitre explore les considérations d'assurance et financières, l'adaptation aux changements de la vie quotidienne et la planification des soins futurs et des questions juridiques.

Comprendre l'assurance et l'aide financière

Les soins contre le cancer peuvent être financièrement lourds, impliquant des coûts liés aux diagnostics, aux traitements, aux médicaments et aux soins de soutien. Comprendre les options d'assurance et rechercher une aide financière peuvent atténuer ces défis.

Couverture d'assurance maladie :
- Consultez les détails de la police pour comprendre ce qui est couvert, y compris les tests de diagnostic, les traitements (chimiothérapie, radiothérapie, chirurgie), les médicaments et les soins de suivi.

- Déterminez les dépenses personnelles, telles que les quote-parts, les franchises et les limites maximales des dépenses personnelles.

Préautorisation et références :
- Certains régimes d'assurance exigent une autorisation préalable pour les traitements ou l'orientation vers des spécialistes. Il est essentiel de s'assurer que ces étapes sont complétées pour éviter les retards ou les réclamations refusées.

Programmes d'aide financière :
- De nombreux hôpitaux et centres de cancérologie disposent de conseillers financiers qui peuvent vous aider à naviguer dans les plans de paiement, les remises ou les programmes de soins caritatifs.
- Des organisations telles que le Pancreatic Cancer Action Network, l'American Cancer Society et CancerCare offrent des ressources et des subventions pour aider à couvrir les dépenses liées au traitement.

Aide gouvernementale :
- Des programmes tels que Medicaid, Medicare ou l'assurance-invalidité de la sécurité sociale (SSDI) peuvent fournir une aide aux personnes éligibles.
- Un revenu de sécurité supplémentaire (SSI) peut être disponible pour ceux qui ont des revenus et des ressources limités.

Gérer les coûts inattendus :
- Incluez les dépenses de transport, d'hébergement (pour les traitements dans des centres éloignés) et des soignants dans les plans budgétaires.
- Les organisations à but non lucratif fournissent souvent une aide au voyage et à l'hébergement aux patients atteints de cancer.

Ajustements au travail, à la famille et au mode de vie

La gestion du cancer du pancréas nécessite souvent des changements dans la vie professionnelle et familiale, ainsi que des ajustements aux routines quotidiennes.

Considérations sur le lieu de travail :
- Congé médical : comprenez les droits en vertu de lois telles que la loi sur le congé familial et médical (FMLA), qui offre aux employés éligibles un congé sans solde et avec protection de l'emploi.
- Aménagements sur le lieu de travail : des horaires flexibles, des horaires réduits ou des options de travail à distance peuvent aider à équilibrer le traitement et l'emploi.
- Prestations d'invalidité : L'assurance invalidité de courte ou de longue durée peut fournir un remplacement de revenu si le travail est temporairement ou définitivement affecté.

Rôles et responsabilités familiales :
- Des ajustements dans les rôles au sein du ménage peuvent être nécessaires pour tenir compte des limitations physiques ou des horaires de traitement.
- Une communication claire entre les membres de la famille sur les besoins et les attentes peut minimiser le stress et favoriser le travail d'équipe.

Modifications du mode de vie :
- Gestion de l'énergie : intégrez des périodes de repos à vos routines quotidiennes pour gérer efficacement la fatigue.
- Ajustements alimentaires : suivez un plan nutritionnel adapté à la gestion du cancer du pancréas, comme indiqué au chapitre 7.
- Activité physique : pratiquez des exercices légers, comme la marche ou le yoga, pour maintenir votre force physique et réduire le stress.

Garde d'enfants et soins aux personnes à charge :
- Pour ceux qui ont des enfants ou des personnes à charge, la planification d'un soutien en matière de soins peut réduire la tension émotionnelle et logistique.
- Explorez les ressources d'aide aux soins temporaires ou de longue durée auprès des organismes communautaires ou des services sociaux.

Planification préalable des soins et considérations juridiques

La planification préalable des soins garantit que les préférences médicales et personnelles sont respectées, tandis que la préparation juridique offre tranquillité d'esprit et clarté aux familles et aux soignants.

Directives anticipées :
- Testament de vie : documente les préférences en matière de soins médicaux, y compris la réanimation, le maintien de la vie et d'autres interventions.
- Procuration durable pour les soins de santé : désigne une personne de confiance pour prendre des décisions médicales si elle est incapable de le faire.

Documents financiers et juridiques :
- Procuration Durable pour les Finances : Autorise quelqu'un pour gérer les questions financières, y compris le paiement des factures et le traitement des réclamations d'assurance.
- Planification testamentaire et successorale : veille à ce que les biens personnels soient distribués selon les souhaits de chacun et minimise les litiges.

Préférences en matière de soins palliatifs et de soins palliatifs :
- Décrivez clairement vos préférences en matière de soins palliatifs ou de soins palliatifs si nécessaire, y

compris les lieux (domicile, établissement de soins palliatifs, hôpital).

Organisation des documents importants :
- Compilez et stockez les dossiers médicaux, les polices d'assurance, les directives anticipées et les documents juridiques dans un endroit sécurisé et accessible.
- Partagez l'emplacement et les détails avec des membres de la famille de confiance ou des représentants légaux.

Accès aux ressources juridiques :
- Demandez conseil à des avocats ou à des organisations à but non lucratif spécialisées dans le droit de la santé et les questions juridiques liées au cancer.
- De nombreux hôpitaux offrent un accès à des services d'aide juridique aux patients et à leurs familles.

Des considérations pratiques, telles que faire face aux défis financiers, s'adapter aux changements de mode de vie et se préparer aux soins futurs, font partie intégrante d'une gestion globale du cancer. Aborder ces aspects de manière systématique et proactive peut réduire le stress, favoriser la stabilité et garantir que les priorités médicales et personnelles sont respectées tout au long du voyage. Ces étapes constituent une base pour se concentrer sur le traitement et le bien-être avec plus de confiance et de tranquillité d'esprit.

Chapitre 13 : Rester informé et proactif

Une prise en charge post-traitement efficace du cancer du pancréas nécessite une vigilance continue, une communication claire avec les prestataires de soins de santé et une information sur les nouvelles recherches et options de traitement. Ce chapitre décrit les pratiques essentielles pour la surveillance de la santé, le suivi des symptômes et la mise à jour des progrès scientifiques afin de garantir des soins proactifs et éclairés.

Surveiller votre santé après le traitement

Après le traitement, une surveillance régulière est essentielle pour détecter une récidive potentielle, gérer les effets tardifs du traitement et maintenir l'état de santé général.

Suivis programmés :
- Fréquence : Les horaires de suivi sont généralement déterminés par l'équipe soignante en fonction du type de traitement reçu et de l'état de santé de la personne. Les rendez-vous peuvent aller de tous les 3 à 6 mois initialement jusqu'à des visites annuelles au fil du temps.

- Évaluations : les visites de suivi peuvent inclure des examens physiques, des études d'imagerie (TDM, IRM ou TEP) et des tests de laboratoire (par exemple, des marqueurs tumoraux comme CA 19-9) pour surveiller la récidive.
- Coordination : veillez à ce que tous les spécialistes concernés (oncologues, gastro-entérologues et médecins de premier recours) soient impliqués dans les soins de suivi.

Gérer les effets secondaires à long terme :
- Traitez les effets secondaires persistants ou tardifs du traitement, tels que la fatigue, la neuropathie, les problèmes digestifs ou les déséquilibres hormonaux.
- Une thérapie de remplacement des enzymes pancréatiques (PERT) ou une insulinothérapie peuvent être nécessaires pour ceux qui ont subi des interventions chirurgicales affectant la fonction pancréatique.

Santé préventive :
- Concentrez-vous sur le maintien de la santé globale, y compris la gestion des maladies comorbides comme le diabète ou les maladies cardiovasculaires.
- Un dépistage régulier d'autres cancers ou maladies en fonction des facteurs de risque individuels est essentiel.

Suivi des symptômes et signalement des modifications

Le suivi proactif des symptômes et le signalement rapide des préoccupations peuvent faciliter la détection précoce des complications ou des récidives, permettant ainsi une intervention rapide.

Symptômes courants à surveiller :
- Problèmes digestifs : nausées nouvelles ou aggravées, des vomissements, de la diarrhée ou une jaunisse peuvent indiquer des complications ou une progression de la maladie.
- Douleur inexpliquée : Des douleurs abdominales ou dorsales peuvent être le signe d'une récidive ou d'autres conditions nécessitant des soins médicaux.
- Changements de poids : une perte de poids soudaine et involontaire peut suggérer une malabsorption, des changements métaboliques ou une récidive de la maladie.

Tenir des registres :
- Tenir un journal détaillé des symptômes notant la nature, la fréquence et la gravité des symptômes. Incluez tous les déclencheurs ou modèles potentiels.
- Documentez l'apport alimentaire, l'utilisation de médicaments et les niveaux d'énergie pour identifier les tendances qui peuvent justifier des soins médicaux.

Communication avec les prestataires de soins de santé :
- Signalez rapidement les symptômes nouveaux ou préoccupants, même entre les visites programmées. Une intervention précoce peut prévenir les complications et améliorer les résultats.
- Utilisez les portails patients ou le contact direct avec les équipes soignantes pour rationaliser la communication.

Rester à jour sur les nouvelles recherches

Les progrès continus dans la recherche sur le cancer du pancréas pourraient offrir l'accès à des traitements améliorés, à des thérapies émergentes et à des approches de soins innovantes.

Sources d'informations fiables :
- Revues scientifiques : les publications évaluées par des pairs fournissent les informations les plus crédibles et les plus détaillées sur les nouvelles découvertes dans le domaine des soins contre le cancer.
- Institutions médicales et centres de lutte contre le cancer : des institutions de premier plan telles que le National Cancer Institute (NCI), l'American Society of Clinical Oncology (ASCO) et le Pancreatic Cancer Action Network publient régulièrement des mises à jour sur la recherche et les essais cliniques.
- Conférences et webinaires : les événements organisés par les sociétés professionnelles sont d'excellentes

plateformes pour en apprendre davantage sur les développements de pointe.

Participation à des essais cliniques :
- Explorez l'éligibilité aux essais cliniques portant sur de nouveaux traitements, tels que la thérapie ciblée, l'immunothérapie ou les schémas thérapeutiques combinés.
- Les essais offrent l'accès à des thérapies expérimentales tout en contribuant à l'avancement de la science.

Domaines de recherche émergents :
- Études génomiques et biomarqueurs : les progrès du profilage génétique ouvrent la voie à une médecine personnalisée, permettant des traitements adaptés aux caractéristiques spécifiques des tumeurs.
- Immunothérapie : la poursuite des recherches sur les inhibiteurs de points de contrôle immunitaires et d'autres immunothérapies est prometteuse pour élargir les options de traitement.
- Techniques de détection précoce : Le développement de biomarqueurs et d'outils d'imagerie vise à améliorer le diagnostic et l'intervention précoces.

Collaboration avec les organisations de défense et de soutien :
- Les organisations axées sur la recherche sur le cancer du pancréas proposent souvent des newsletters, des webinaires et des mises à jour pour tenir les patients et leurs familles informés.

- Les groupes de défense facilitent également les connexions avec des experts et des ressources pour naviguer dans le traitement et la survie.

Rester informé et proactif après le traitement est la pierre angulaire de la gestion à long terme du cancer du pancréas. Une surveillance régulière, un suivi assidu des symptômes et une sensibilisation aux nouvelles recherches garantissent que les individus restent en mesure de faire face aux changements en matière de santé et de profiter des progrès en matière de soins. La collaboration avec les prestataires de soins de santé et l'accès à des informations fiables sont essentiels pour naviguer dans ce paysage en évolution et optimiser les résultats en matière de santé.

Partie 5 : Ressources et inspiration

Chapitre 14 : Histoires vraies, vraie force

Bien que le cancer du pancréas présente des défis importants, les expériences de ceux qui ont parcouru ce parcours offrent de précieuses leçons en matière de résilience et d'adaptation. Les survivants et les soignants donnent des idées sur la façon de surmonter les difficultés et de trouver de la force face à l'adversité. Ce chapitre met en lumière des récits illustratifs pour faire la lumière sur ces expériences, servant d'inspiration et de guide pour les autres.

Récits de survivants du cancer du pancréas

1. Naviguer dans les traitements complexes

Un survivant, un enseignant à la retraite, a expliqué comment une détection précoce lors d'un examen médical de routine a conduit à une procédure de Whipple réussie. La convalescence a été difficile, impliquant des changements alimentaires et la gestion de la fatigue, mais avec le soutien de son équipe soignante et le respect des recommandations post-chirurgicales, elle a repris un mode de vie actif. Son expérience souligne l'importance de soins médicaux opportuns et d'une approche proactive en matière de santé.

2. Gérer les effets à long terme
Un jeune professionnel diagnostiqué à un stade avancé a subi une chimiothérapie et a participé à un essai clinique de thérapie ciblée. Même si les effets secondaires comme la neuropathie et la perte de poids posaient des problèmes, des consultations régulières avec des diététistes et des physiothérapeutes l'ont aidé à reprendre des forces. Son histoire met en lumière le rôle des soins de soutien dans l'amélioration de la qualité de vie pendant et après le traitement.

3. Trouver un nouvel objectif
Un ingénieur à la retraite qui a obtenu une rémission grâce à la chirurgie et à la chimiothérapie s'est concentré sur la sensibilisation au cancer du pancréas. Ses efforts de plaidoyer consistaient à prendre la parole lors d'événements communautaires et à soutenir les autres par le biais de réseaux de patients. Il a souligné la valeur thérapeutique de canaliser l'énergie vers des causes significatives.

Les survivants du cancer du pancréas illustrent la détermination et l'adaptabilité. Leurs expériences mettent souvent en évidence l'importance de soins complets, d'une intervention précoce et d'un état d'esprit proactif.

Naviguer dans le diagnostic et le traitement :
- De nombreux survivants soulignent la valeur d'un diagnostic précoce et précis pour déterminer les résultats du traitement.
- Le rôle des équipes de soins multidisciplinaires, comprenant des chirurgiens, des oncologues, des

diététistes et des professionnels de la santé mentale, est constamment reconnu comme essentiel.
- Les survivants attribuent souvent la réussite de leur gestion de la maladie à des plans de traitement sur mesure, comprenant des combinaisons de chirurgie, de chimiothérapie et de modifications du mode de vie.

S'adapter aux changements de style de vie :
- Après le traitement, les survivants soulignent fréquemment
l'importance des ajustements alimentaires continus, du recours à la thérapie de remplacement des enzymes pancréatiques (PERT) et de la gestion des effets secondaires à long terme comme la fatigue ou la neuropathie.
- Le maintien d'une activité physique, même à intensité réduite, est communément évoqué comme un moyen d'améliorer les niveaux d'énergie et le bien-être émotionnel.

Trouver la résilience face aux défis :
- Les survivants rapportent souvent que la constitution d'un solide système de soutien composé de membres de leur famille, d'amis et de prestataires de soins de santé a joué un rôle crucial dans leur parcours.
- Beaucoup expliquent comment le fait de s'engager auprès de groupes de soutien, d'organisations de défense ou de conseils les a aidés à faire face aux défis psychologiques d'un diagnostic de cancer.

Leçons apprises des soignants

1. Équilibrer les soins et le soutien

Une soignante qui a soutenu son conjoint pendant un cancer du pancréas à un stade avancé a expliqué comment elle jonglait entre les rendez-vous, la gestion des symptômes et les responsabilités ménagères. Elle a souligné l'importance de créer un emploi du temps structuré et de demander de l'aide à la famille élargie et aux amis en cas de besoin. Son histoire illustre l'importance du partage des responsabilités dans la prestation de soins.

2. Plaidoyer pour de meilleurs soins

Le fils d'un patient atteint d'un cancer du pancréas a joué un rôle clé dans l'exploration des options de traitement, la recherche d'un deuxième avis et la coordination avec des spécialistes. Sa persévérance lui a assuré l'accès à un essai clinique qui a amélioré la qualité de vie de ses parents. Ce cas met en évidence le rôle essentiel d'un plaidoyer éclairé dans les soins contre le cancer.

3. Faire face à la tension émotionnelle

Une soignante qui a soutenu son frère pendant le traitement a raconté le bilan émotionnel de cette expérience. Des séances de conseil régulières et la participation à un groupe de soutien aux soignants l'ont aidée à gérer le stress et le deuil. Son parcours souligne l'importance des soins personnels et du soutien émotionnel pour les soignants.

Les soignants fournissent un soutien inestimable tout au long du parcours contre le cancer, gérant souvent les exigences logistiques, émotionnelles et physiques. Leurs idées mettent en lumière la manière de prodiguer des soins efficaces et empreints de compassion.

Adaptation au rôle de soignant :
- Les soignants décrivent souvent la période d'adaptation initiale comme difficile, nécessitant une compréhension rapide de la maladie, des protocoles de traitement et des besoins de la personne atteinte de cancer.
- Beaucoup recommandent d'établir une routine claire qui tient compte des rendez-vous médicaux, de la gestion des symptômes et des responsabilités personnelles en matière de soins.

Mettre l'accent sur la communication:
- Une communication ouverte et honnête avec les prestataires de soins de santé est souvent mentionnée comme essentielle pour garantir que le patient reçoive des soins optimaux.
- Les soignants soulignent également l'importance de discuter de leurs préférences et de leurs préoccupations avec la personne qu'ils soutiennent afin de s'aligner sur les objectifs de soins.

Prendre soin de soi pour les soignants :
- Un thème récurrent est la nécessité pour les soignants de donner la priorité à leur propre bien-être, en

équilibrant les tâches de soignant et les soins personnels pour éviter l'épuisement professionnel.
- S'engager dans des groupes de soutien par les pairs ou rechercher des conseils professionnels est souvent cité comme bénéfique pour maintenir la santé émotionnelle.

Stratégies pratiques de gestion :
- Les soignants soulignent l'importance de rester organisés, en utilisant des outils tels que des calendriers, des suivis de médicaments et des journaux de symptômes pour rationaliser les soins.
- Beaucoup soulignent l'importance de se renseigner tôt sur les options de soins palliatifs pour traiter efficacement les symptômes tels que la douleur et la fatigue.

Plaidoyer et autonomisation :
- Défendre les meilleurs soins possibles, que ce soit en posant des questions détaillées lors des rendez-vous ou en sollicitant un deuxième avis, est souvent décrit comme une responsabilité cruciale pour les soignants.
- Plusieurs soignants mentionnent devenir actifs dans des groupes de défense du cancer afin de contribuer à des initiatives plus larges de sensibilisation et de soutien.

Les expériences des survivants du cancer du pancréas et de leurs soignants permettent de mieux comprendre les réalités de la gestion de cette maladie difficile. Leurs histoires soulignent l'importance de la résilience, de l'adaptabilité et des soins proactifs, offrant de précieuses leçons aux personnes confrontées à des circonstances similaires. En tirant les leçons de ces témoignages, d'autres peuvent trouver l'inspiration et des conseils pratiques pour leur propre parcours, réaffirmant que la force et le soutien sont essentiels pour surmonter les défis du cancer du pancréas.

Chapitre 15 : Plaidoyer et sensibilisation

Le plaidoyer joue un rôle essentiel dans l'amélioration des résultats pour les personnes touchées par le cancer du pancréas. Cela contribue non seulement à sensibiliser l'opinion à la maladie, mais favorise également les progrès dans les systèmes de recherche, de traitement et de soutien. Les efforts de plaidoyer sont souvent menés par les patients, les familles, les professionnels de la santé et les organisations qui se consacrent à faire une différence. Ce chapitre explique comment s'engager dans le plaidoyer et soutenir la lutte mondiale contre le cancer du pancréas.

Rejoindre la lutte contre le cancer du pancréas

Le plaidoyer commence par un engagement à sensibiliser à la maladie, à réduire la stigmatisation et à encourager une détection et un traitement rapides. Ces efforts peuvent prendre diverses formes et avoir des impacts significatifs aux niveaux local, national et mondial.

Sensibilisation :
- Campagnes d'éducation du public : les efforts visant à éduquer les communautés sur les symptômes, les

facteurs de risque et l'importance de la détection précoce aident à lutter contre la faible sensibilisation associée au cancer du pancréas.
- Journée mondiale du cancer du pancréas : célébrée chaque année, cette journée rassemble les gens du monde entier pour sensibiliser et souligner la nécessité de la recherche et du soutien. Participer à des événements ou à des campagnes est un moyen efficace de contribuer.
- Tirer parti des plateformes médiatiques : les médias sociaux, les blogs et les médias locaux peuvent être de puissants outils pour partager des informations vérifiées et des messages de plaidoyer personnels ou généraux.

S'engager auprès des groupes de défense locaux et nationaux :
- Des organisations comme le Pancreatic Cancer Action Network (PanCAN) et des groupes similaires dans le monde entier proposent des programmes structurés de plaidoyer, notamment des pétitions en faveur de réformes des soins de santé et de financement de la recherche.
- Rejoindre ces groupes donne accès à des ressources, des formations et des opportunités pour amplifier l'impact de ses efforts.

Plaidoyer en matière de politique de santé :
- Les initiatives de plaidoyer se concentrent souvent sur l'amélioration des politiques de santé, par exemple en augmentant le financement de la recherche sur le

cancer, en garantissant un accès équitable aux traitements et en élargissant la couverture des thérapies essentielles.
- La collaboration avec les décideurs politiques et les leaders du secteur de la santé peut entraîner des changements systémiques qui profitent à une population plus large.

Soutenir la recherche et la collecte de fonds

Soutenir la recherche est essentiel pour découvrir de nouveaux traitements, améliorer les taux de survie et améliorer la qualité de vie des personnes touchées par le cancer du pancréas. La collecte de fonds est un moyen pratique et efficace d'alimenter ces progrès.

Le rôle de la recherche dans l'avancement des soins :
- Les efforts de recherche se concentrent sur la compréhension des mécanismes biologiques du cancer du pancréas, le développement d'outils de diagnostic précoce et la création de thérapies innovantes telles que l'immunothérapie et les traitements ciblés.
- La participation aux essais cliniques est une forme de contribution directe à la recherche et fournit des données précieuses qui éclairent les futures approches thérapeutiques.

Moyens de soutenir la recherche :
- Dons : les contributions financières à des institutions de recherche sur le cancer réputées ou à des études spécifiques aident à financer des recherches révolutionnaires.
- Bénévolat : participer à des événements de sensibilisation à la recherche ou au recrutement d'essais cliniques peut soutenir de manière significative les études en cours.
- Sensibilisation éducative : La promotion de l'importance de la recherche scientifique auprès des communautés et des décideurs permet d'obtenir un soutien et un financement plus larges.

Stratégies de collecte de fonds efficaces :
- Événements communautaires : organiser des événements tels que des promenades, marathons ou ventes de pâtisseries soulève fonds tout en sensibilisant.
- Partenariats d'entreprise : collaborer avec des entreprises pour parrainer des événements ou égaler les dons peut amplifier les efforts.
- Campagnes en ligne : les plateformes de financement participatif et les campagnes de collecte de fonds sur les réseaux sociaux permettent une participation et des contributions généralisées.

Reconnaissance des contributions :
- La mise en valeur des résultats de recherche réussis et la reconnaissance des contributeurs contribuent à maintenir l'enthousiasme et l'engagement. La

transparence quant à l'utilisation des fonds renforce la confiance et encourage un soutien continu.

Le pouvoir de l'action collective

Le plaidoyer et la collecte de fonds prospèrent grâce à la collaboration. Le partenariat avec des groupes de défense, des établissements de santé et des organismes de recherche renforce les efforts et élargit la portée des initiatives. De plus, l'action collective rassemble diverses voix pour créer un impact plus fort dans la lutte contre le cancer du pancréas.

Création de réseaux :
- Le réseautage avec d'autres défenseurs et organisations favorise un sentiment de communauté et un objectif commun.
- Les partenariats permettent d'accéder à un public plus large et à des ressources supplémentaires.

Célébrer le progrès :
- La mise en évidence des étapes marquantes des campagnes de sensibilisation, des réalisations en matière de collecte de fonds ou des percées en recherche renforce l'importance du plaidoyer.
- Les histoires de réussite encouragent une participation et un investissement continus dans les efforts de plaidoyer.

Le plaidoyer et la collecte de fonds sont des outils puissants dans la lutte contre le cancer du pancréas. En sensibilisant, en soutenant la recherche et en s'engageant auprès des communautés et des décideurs politiques, les individus et les organisations peuvent apporter une contribution significative à l'amélioration des résultats pour les personnes touchées par cette maladie. L'action collective, motivée par un plaidoyer éclairé et passionné, a le potentiel de transformer l'avenir des soins et de la recherche sur le cancer du pancréas.

Conclusion

Le cancer du pancréas représente un défi important, tant sur le plan médical qu'émotionnel, pour les patients et leurs familles. Cependant, avec les connaissances, les ressources et le soutien appropriés, il est possible de naviguer dans les complexités du diagnostic, du traitement et des soins. Ce voyage nécessite non seulement une intervention médicale, mais également une résilience émotionnelle, des ajustements de style de vie et une compréhension de l'impact de la maladie sur la vie quotidienne.

Ce guide visait à fournir des informations claires et fondées sur des preuves sur les aspects médicaux, nutritionnels et psychologiques du cancer du pancréas. De la compréhension des principes fondamentaux du cancer du pancréas, de ses types et de ses facteurs de risque à l'exploration des options de traitement, de la gestion des symptômes et des stratégies de soutien émotionnel, chaque chapitre sert de pierre angulaire vers une approche holistique de la gestion de la maladie.

Ce qu'il faut retenir, c'est que même si le cancer du pancréas est indéniablement une maladie grave, les progrès médicaux continuent d'améliorer les taux de survie et la qualité de vie. La détection précoce, les plans de traitement personnalisés et l'intégration du bien-être physique et émotionnel dans les soins sont essentiels pour obtenir les meilleurs résultats possibles. Les patients et les soignants peuvent trouver l'autonomie nécessaire pour prendre des décisions éclairées, plaider pour les meilleurs soins et utiliser les réseaux de soutien à leur disposition.

En fin de compte, il est essentiel d'avancer avec confiance et avec un état d'esprit proactif. Restez informé, dialoguez avec les prestataires de soins de santé et recherchez le soutien de votre famille, de vos amis et de vos réseaux professionnels. En combinant le traitement avec une concentration sur le bien-être général, les personnes atteintes d'un cancer du pancréas peuvent maintenir une qualité de vie et continuer à relever les défis à venir avec espoir et force.

Annexes

Les annexes fournissent des ressources supplémentaires pour améliorer la compréhension, clarifier des sujets complexes et connecter les lecteurs aux systèmes d'assistance. Cette section vise à servir de guide de référence rapide pour les termes, les préoccupations courantes et les ressources pratiques liées au cancer du pancréas.

Glossaire des termes

Pour comprendre les aspects médicaux et techniques du cancer du pancréas, il est essentiel de comprendre la terminologie clé. Vous trouverez ci-dessous un glossaire des termes fréquemment rencontrés :

- Adénocarcinome : type de cancer du pancréas le plus courant, provenant des cellules exocrines du pancréas.

- Biopsie : procédure au cours de laquelle un petit échantillon de tissu est prélevé pour être examiné au microscope afin de déterminer la présence de cellules cancéreuses.

- Chimiothérapie : utilisation de médicaments pour détruire ou inhiber la croissance des cellules cancéreuses.

- Tumeur exocrine : Tumeur provenant des cellules exocrines du pancréas, qui produisent des enzymes digestives.
- Tumeur endocrinienne : tumeur provenant des cellules productrices d'hormones (endocriniennes) du pancréas, comme les insulinomes.

- Soins palliatifs : Une forme spécialisée de soins médicaux axés sur le soulagement des symptômes et l'amélioration de la qualité de vie des personnes atteintes de maladies graves.

- Procédure de Whipple : opération chirurgicale visant à retirer une partie du pancréas, du duodénum et d'autres tissus voisins, souvent réalisée pour le cancer du pancréas.

Termes du glossaire avancé pour le cancer du pancréas

Thérapie adjuvante
- Traitement administré après le traitement primaire (par exemple, chirurgie) pour réduire le risque de récidive du cancer, y compris la chimiothérapie ou la radiothérapie.

Obstruction biliaire
- Un blocage des voies biliaires, souvent causé par des tumeurs, pouvant entraîner une jaunisse.

Biomarqueurs
- Molécules biologiques présentes dans le sang, d'autres fluides corporels ou des tissus qui indiquent une condition normale ou anormale, comme le CA 19-9 pour le cancer du pancréas.

Cholangiopancréatographie (endoscopique ou résonance magnétique)
- Techniques d'imagerie (CPRE ou MRCP) utilisées pour diagnostiquer les affections des voies biliaires, de la vésicule biliaire, du pancréas et du foie.

Tumeurs kystiques du pancréas
- Sacs remplis de liquide bénins ou malins dans le pancréas, y compris les néoplasmes mucineux papillaires intracanalaires (IPMN).

Desmoplasie
- Croissance de tissu fibreux ou conjonctif autour d'une tumeur, ce qui peut rendre le cancer du pancréas plus difficile à traiter.

Échographie endoscopique (EUS)
- Une procédure mini-invasive qui utilise des ondes sonores à haute fréquence pour produire des images détaillées du pancréas et obtenir des échantillons de biopsie.

Thérapie de remplacement enzymatique
- L'administration d'enzymes pancréatiques pour

faciliter la digestion, souvent nécessaire chez les patients souffrant d'insuffisance pancréatique.

FOLFIRINOX
- Un schéma de chimiothérapie combinant quatre médicaments (5-FU, leucovorine, irinotécan et oxaliplatine) utilisés pour le cancer du pancréas avancé.

Gemcitabine
- Médicament de chimiothérapie couramment utilisé pour traiter le cancer du pancréas.

Hypoglycémie
- Faible taux de sucre dans le sang, qui peut occasionnellement survenir dans les tumeurs neuroendocrines pancréatiques (PNET) qui sécrètent de l'insuline.

Cellules d'îlots
- Cellules productrices d'hormones dans le pancréas ; les tumeurs présentes dans ces cellules sont appelées tumeurs neuroendocrines pancréatiques (PNET).

Jaunisse
- Jaunissement de la peau et des yeux provoqué par des taux élevés de bilirubine, souvent liés à un blocage des voies biliaires par une tumeur pancréatique.

Mutation KRAS
- Altération génétique courante dans le cancer du pancréas qui favorise la croissance tumorale.

Cancer du pancréas localement avancé
- Cancer qui s'est propagé aux tissus ou organes voisins mais qui n'a pas métastasé vers des sites distants.

Thérapie néoadjuvante
- Traitement administré avant la chirurgie pour réduire les tumeurs et augmenter les chances de réussite d'une résection chirurgicale.

Pancréaticoduodénectomie
- Autre terme désignant la procédure de Whipple, une intervention chirurgicale visant à retirer la tête du pancréas, une partie de l'estomac et les ganglions lymphatiques voisins.

Protonthérapie
- Type de radiothérapie qui utilise des protons au lieu des rayons X, ce qui peut réduire les dommages causés aux tissus sains environnants.

Analogues de la somatostatine
- Médicaments comme l'octréotide qui peuvent contrôler les symptômes et ralentir la croissance tumorale dans certaines tumeurs neuroendocrines pancréatiques.

Thérapie ciblée
- Traitement du cancer conçu pour cibler des molécules spécifiques impliquées dans la croissance tumorale, telles que les inhibiteurs de PARP pour les patients présentant des mutations BRCA.

Thromboembolie veineuse (TEV)
- Caillots sanguins qui se forment dans les veines, une complication courante chez les patients atteints d'un cancer du pancréas.

Syndrome de Zollinger-Ellison
- Maladie impliquant des tumeurs (gastrinomes) dans le pancréas ou le duodénum qui provoquent une production excessive d'acide gastrique.

Hypercoagulabilité
- Une tendance accrue à former des caillots sanguins, souvent observé chez les patients atteints d'un cancer du pancréas.

Lymphadénopathie
- Hypertrophie des ganglions lymphatiques, qui peut survenir lorsque le cancer se propage à ces structures.

Syndrome paranéoplasique
- Symptômes qui surviennent lorsque le cancer affecte indirectement d'autres parties du corps, comme des modifications de la glycémie ou des affections cutanées.

Foire aux questions (FAQ)

1. Quels sont les premiers symptômes du cancer du pancréas ?

Les premiers symptômes peuvent inclure des douleurs abdominales, une perte de poids inexpliquée, une jaunisse (jaunissement de la peau et des yeux), des modifications des selles et une perte d'appétit.

2. Comment diagnostique-t-on le cancer du pancréas ?

Le diagnostic implique généralement des tests d'imagerie tels que des tomodensitogrammes ou des IRM, des analyses de sang comme les marqueurs CA 19-9 et une biopsie pour confirmer la présence de cellules cancéreuses.

3. Quelles sont les options de traitement du cancer du pancréas ?

Le traitement dépend du stade et peut inclure la chirurgie, la chimiothérapie, la radiothérapie, la thérapie ciblée et l'immunothérapie. Les soins palliatifs font également partie intégrante du traitement à tout moment.

4. Le cancer du pancréas est-il héréditaire ?

Bien que la plupart des cas ne soient pas héréditaires, certains individus peuvent avoir une prédisposition génétique due à des mutations héréditaires de gènes comme BRCA1, BRCA2 ou autres. Les tests génétiques peuvent aider à évaluer le risque.

5. Quels changements alimentaires sont recommandés pour les patients atteints d'un cancer du pancréas ?
Une alimentation riche en aliments faciles à digérer et riches en nutriments est recommandée. Des suppléments d'enzymes pancréatiques peuvent être prescrits pour faciliter la digestion et l'absorption.

6. Existe-t-il des essais cliniques sur le cancer du pancréas ?
Oui, des essais cliniques sont souvent disponibles et peuvent donner accès à des traitements de pointe. Les patients doivent consulter leur équipe soignante pour obtenir des conseils.

Répertoire des ressources

Soins de santé et traitement :

Société américaine du cancer (ACS)
- Site Internet : www.cancer.org
- Téléphone : 1-800-227-2345
- Services : informations sur les options de traitement, les services de soutien et les mises à jour de la recherche.

Institut national du cancer (NCI)
- Site Internet : www.cancer.gov
- Téléphone : 1-800-422-6237 (1-800-4-CANCER)
- Services : ressources sur le cancer, informations sur les essais cliniques et publications de recherche.

Organisations de soutien

Réseau d'action contre le cancer du pancréas (PanCAN)
- Site Web : www.pancan.org
- Téléphone : 1-877-272-6226
- Adresse : 1500 Rosecrans Avenue, Suite 200, Manhattan Beach, CA 90266
- Services : orientation des patients, défense des droits, financement de la recherche et éducation.

Fondation Lustgarten
- Site Web : www.lustgarten.org
- Téléphone : 1-866-789-1000
- Adresse : 415 Crossways Park Drive, Suite D, Woodbury, NY 11797
- Services : Financement de la recherche et éducation des patients.

Soins contre le cancer
- Site Internet : www.cancercare.org
- Téléphone : 1-800-813-4673
- Adresse : 275 Septième Avenue, New York, NY 10001
- Services : conseils gratuits, groupes de soutien, aide financière et ateliers.

Communautés en ligne

Inspirez la communauté du cancer du pancréas
- Site Web : www.inspire.com/groups/pancreatic-cancer-action-network
- Description : Un forum pour se connecter avec d'autres personnes touchées par le cancer du pancréas.

Communauté Cancer.net
- Site Web : www.cancer.net/support-and-social-media
- Description : Ressources fiables et forums de réseau de soutien hébergés par l'ASCO (American Society of Clinical Oncology).

Reddit : r/cancer du pancréas
- Site Web : www.reddit.com/r/pancreaticcancer
- Description : Une plateforme informelle de partage d'expériences et de conseils.

Les annexes constituent une ressource complète pour comprendre le cancer du pancréas et accéder aux outils nécessaires à l'éducation, au soutien et au plaidoyer. En utilisant ces ressources, les individus et les familles peuvent prendre des décisions éclairées et mieux composer avec les complexités de cette maladie.

"Chaque jour apporte un nouvel espoir, une nouvelle force et de nouvelles possibilités. Vous êtes plus fort que vous ne le pensez, et votre cheminement vers l'avant est fait de courage et de résilience."

Cher lecteur,

Merci d'avoir choisi mon livre ! J'espère que vous l'avez trouvé précieux et perspicace. Les critiques sont un excellent moyen d'aider d'autres lecteurs à découvrir ce travail et me permettent de continuer à partager du contenu plus utile avec vous.

Si vous avez trouvé ce livre utile, pensez à laisser une critique positive. Vos commentaires comptent beaucoup pour moi et contribuent à améliorer les futures publications.

Merci pour votre soutien.

Cordialement,
Dr Mira Langford.

www.ingramcontent.com/pod-product-compliance
Lightning Source LLC
Chambersburg PA
CBHW071031240526
45469CB00006BD/2170